营养门诊那些事

——老年肌少症营养预防与治疗

曹　煜　　袁丽佳◎主编

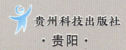

贵州科技出版社

·贵阳·

图书在版编目（CIP）数据

营养门诊那些事 : 老年肌少症营养预防与治疗 / 曹煜 , 袁丽佳主编 . -- 贵阳 : 贵州科技出版社 , 2025. 1.

ISBN 978-7-5532-1426-9

Ⅰ . R685

中国国家版本馆 CIP 数据核字第 2024XF0279 号

营养门诊那些事 : 老年肌少症营养预防与治疗

YINGYANG MENZHEN NAXIESHI LAONIAN JISHAOZHENG YINGYANGYUFANG YU ZHILIAO

出版发行	贵州科技出版社
地　　址	贵阳市观山湖区会展东路 SOHO 区 A 座（邮政编码 : 550081）
出 版 人	王立红
经　　销	全国各地新华书店
策划编辑	李　青
责任编辑	候一炜
装帧设计	刘宇昊
印　　刷	贵州新华印务有限责任公司
版　　次	2025 年 1 月第 1 版
印　　次	2025 年 1 月第 1 次
字　　数	149 千字
印　　张	6.5
开　　本	889 mm × 1194 mm　1/32
书　　号	ISBN 978-7-5532-1426-9
定　　价	42.00 元

《营养门诊那些事——老年肌少症营养预防与治疗》编委会

序

　　"健康"是一个永恒的话题。在广阔的健康科学领域中，总有一些鲜为人知但又复杂的疾病，它们虽不常被公众提及或关注，却对人们的生活质量产生深远的影响。肌少症这个看似陌生却广泛存在于老年人群中的健康问题，正是这样一个值得深入研究的疾病。我们有必要将这一领域的专业知识，以更加生动、直观的方式呈现给广大读者。在此，我非常荣幸能为《营养门诊那些事——老年肌少症营养预防与治疗》撰写序言，希望本书能成为连接专业与科普、理论与实践的桥梁。

　　本书的作者中包括我的学生和同仁，他们在临床营养领域长期不懈地努力，取得了显著的成就。难能可贵的是，除了卓越的学术成就外，他们还致力于科普教育。通过本书，读者将了解到肌少症并非简单的肌肉流失，而是一种复杂的生理病理过程，涉及肌肉质量、力量及功能的全面下降，这一过程随着年龄的增长而加速，对老年人的生活质量构成严重威胁。肌少症也成为整个家庭和社会共同面临的挑战。

本书正是在这样的背景下创作的，它不仅是一本普通的医学科普读物，更是一部集科学性、实用性与可读性于一体的健康指南。本书由临床营养学、老年医学及康复医学领域享有盛誉的专家参与撰写与审核，每一个知识点都凝聚着专业智慧与科学精神。

在内容的呈现上，本书采用了深入浅出的方式，从肌少症的基本概念讲起，逐步深入到发病机制、影响因素、临床症状、诊断方式以及预防和治疗策略等各个方面。每一章节都配以精美的插图，食谱也通过精美图片展现。这些图像不仅是文字内容的直观补充，也有助于读者跨越专业门槛、快速理解复杂的医学知识。无论是初学者还是有一定基础的读者，都能从本书中获得宝贵的知识与启发，提高对肌少症的认知。

值得一提的是，本书特别强调了预防的重要性。肌少症虽然与年龄增长密切相关，但并非不可逆转。通过合理的饮食、适当的运动、良好的生活习惯以及必要的医疗干预，我们可以有效延缓甚至逆转这一过程。书中详细列出了多种实用的预防建议与康复方案，旨在帮助读者在日常生活中采取积极措施，保护自己和家人的身体健康。

总之，《营养门诊那些事——老年肌少症营养预防与治疗》是一部优秀的医学科普著作，它汇聚了众多专家的智慧与心血，旨在为广大读者提供一份全面、权威、实用的肌少症健康指南。我相信，通过阅读本书，更多的人将认识到肌少症的严重性与可防可控性，从而采取积极行动，为健康保驾护航。

是为序。

全军营养医学委员会主任委员
糜漫天
2024 年 12 月

前　言

　　随着人类预期寿命的延长和生育率的下降，世界人口正在迅速老龄化。联合国数据指出，预计到 2050 年，世界 60 岁及以上人口将增长至约 20 亿，约占世界总人口的 22%，其中约 5% 的人口将超过 80 岁。中国作为人口大国，人口老龄化规模大、程度深、速度快。据第七次全国人口普查公报显示，我国 60 岁及以上人口占全国总人口的 18.70%，其中 65 岁及以上人口占全国总人口的 13.50%。人口急速老龄化已对我国社会、经济的健康发展产生了一定影响，促进健康老龄化已成为维持社会和谐、稳定、发展的当务之急。

　　肌少症是以骨骼肌质量及其力量下降为特征的一类临床综合征，涉及多种风险因素，而运动缺乏、衰老、营养不良（特别是蛋白质摄入不足）等是导致老年肌少症的重要危险因素。

　　肌少症是一种影响老年人的渐进性骨骼肌质量、力量和功能的疾病，它增加了跌倒、骨折的风险，进一步导致虚弱、残疾和高死亡率，造成相当大的社会经济负担。此外，肌少症还与骨质疏松症、心脏病、呼吸系统疾病和认知障碍等多种疾病有关。全世界肌少症患病人数从 2010 年的 5000 万人预计增加到 2050 年的 2 亿人。3 项亚洲较大型（超 1000 人）人群研究表明，肌少症患病率为 7.3% ~ 12.0%。

　　肌少症已经成为危害老年人健康最主要的慢性病之一。而且肌少症作为常见的老年综合征之一，具有发病率高、起病隐匿、对机体影响广泛等特点，对家庭医疗负担与社会公共卫生支出造成巨大影响。肌少症的预防和管理已成为一个亟待解决的全球性问题。

　　因此，笔者记录了发生在营养门诊的故事，同时配合图片进行阐述，希望通过本书，让更多的人了解肌少症的危害、预防、诊断和治疗的相关知识。

编　者

目 录

第一章
什么是肌少症

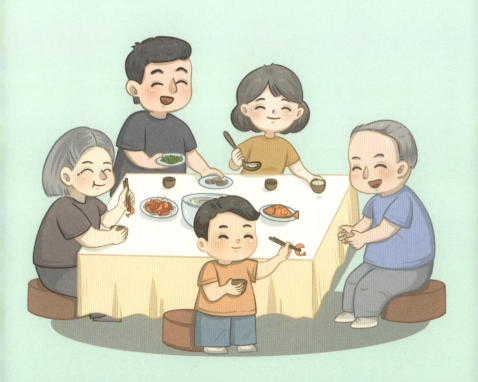

肌少症是一种常见的疾病，指的是由于肌肉量减少和肌肉功能受损，导致个体的运动能力和日常活动能力下降。随着年龄的增长，人体的肌肉逐渐流失，然而，很多人往往忽视了这一变化。肌少症不仅会影响体力，还可能导致摔倒、骨折等严重后果。了解肌少症的早期征兆至关重要，它是预防和干预肌少症的第一步。

　　本章通过讲述一位老年人前往营养门诊就诊的故事，展示了肌少症的诊断过程和早期症状。通过这位老人逐步发现自己活动能力下降、肌肉无力的经历，读者能够更直观地理解肌少症的隐匿性及其对日常生活的影响。

1 肌少症的征兆

　　两个老人居住在一个小县城里，他们都 70 多岁了。爷爷退休前是一名小学老师，在教师岗位上兢兢业业工作了 30 多年，奶奶退休前在县里的医院工作，是一名护士。可以说在当地，他们家也算得上是书香门第。在他们的教育和呵护下，一双儿女品行端正，成绩优秀，都考上了很好的大学，毕业后儿女通过自己的努力，在离父母不远的大城市工作。老人家为了不让孩子们操心，常常是报喜不报忧，为的就是让孩子们能做出成绩，成为栋梁之材。

　　平时他们生活非常节俭，也很有规律。照理说，两人的退休金加起来也不少，孩子们也不用他们操心，手头比较宽裕，但两个老人节俭了一辈子，早已经习惯，每天的确也花不了多少钱。

　　早上起床洗漱完毕，老两口就慢慢转到附近的菜市场买点菜，常规走一圈，看看这个季节有什么时令菜上市，对比一下价格，选择了几样便宜又新鲜的蔬菜，又买了一小块才出锅的热腾腾的豆腐。

　　猪肉摊的老黄看到老两口过来，乐呵呵地打着招呼："王老师，您二老今天称点肉不？"

"肉很新鲜呀，颜色看起来也很好！"王老师用手按了按猪肉，然后顺手用纸巾擦了擦手。

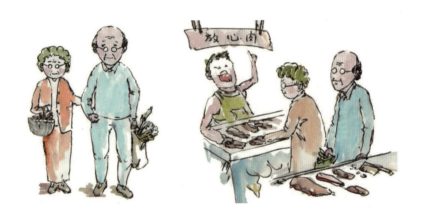

"怎么样？不错吧，正宗土猪肉，炒菜都要香些。"老黄笑眯眯地看着二老。

"哎呀，算了，老王，冰箱里有好多东西都没吃呢，最近你牙不好，几两肉我们上顿留下顿，吃了好几天都还是摆着。"李阿姨摆摆手，带着老伴往前走。

回到家，李阿姨戴上围裙准备午餐。王老师带着黄色的小泰迪花花到小区里面逛逛。今天王老师走了一圈，走走停停，休息了4次。还好，花花很乖，随时陪着王老师，看着王老师坐下来，就蹲在边上歪着头看着他，眼睛亮晶晶的。王老师怜爱地摸摸它的头说："还是花花乖，知道爷爷走不动，都不到处乱跑。哎，老了，走不动路了，不服不行呀。"王老师看了看旁边双杠上运动的年轻人，想了想，落寞地带着花花回家了。

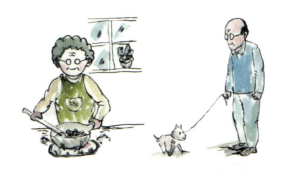

　　午觉后，王老师一般会出门和邻居们聊聊天，下下棋。这个小区当时是单位的福利房小区，邻居们很多都是一起工作几十年的同事，出门总是能找到休闲的项目。

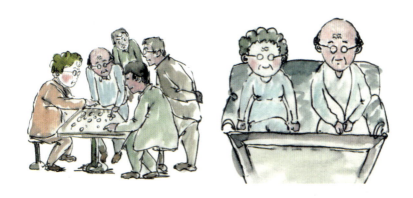

　　晚饭后，王老师一般会和老伴看看电视，前一搭后一搭地聊会儿天，差不多晚上 10 点，二老就洗漱睡觉了。

　　周末儿子和孙子们都会回来，老两口早早就写好了菜谱，准备好新鲜的食材，光是想着孙子吃菜时的样子，就觉得很开心。

　　"李阿姨，买这么多菜，家里有客人呀？"卖肉的老黄大声地打起了招呼。

"老黄，买些排骨，就那块。今天孙子要回来，他最喜欢吃糖醋排骨了。"李阿姨指了指摊位上摆着的排骨。

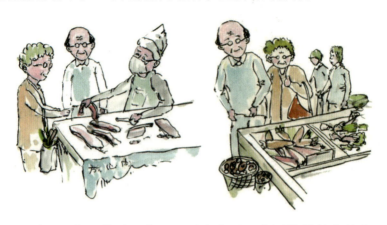

上午10点，儿子一家三口回家来了。李阿姨带着儿媳在厨房忙，孙子在门口和小狗玩，儿子陪着王老师在沙发上聊聊天。儿子发现爸爸最近和一个月前相比瘦得很厉害，从沙发上起来很费劲，走路也变得很慢。儿子关切地问道："爸爸，您最近怎么了？"

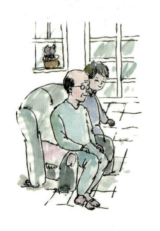
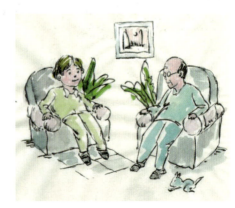

王老师说："没有什么呀，我还是像平时一样，每天买菜、遛狗、下棋。你们不是说很多老年人饮食习惯不好，可能会导致血糖高、血脂高，所以我和你妈妈吃东西都不要油，也都吃得少，要保证健康嘛。"

其实王老师这段时间经常感冒，最近还牙龈发炎，稍微硬点的东西也吃不了，但他又不想告诉儿女，所以一直掩饰这个事儿。一是他害怕影响儿女的工作，怕孩子们请假回来辛苦；二是他觉得自己年龄大了，身体有点小问题也是正常的。但王老师的儿子回到市里后仍觉得不放心，于是将此事告诉了姐姐。

周末，王老师的女儿驱车回到了县里。她也感觉爸爸的身体状况和之前相比越来越差，反复劝说后就带着爸爸去市里检查身体。

经过抽血检查，牙科医生发现王老师除了患有牙周疾病外，还有中度贫血和低蛋白血症，就建议他们到营养科就诊。

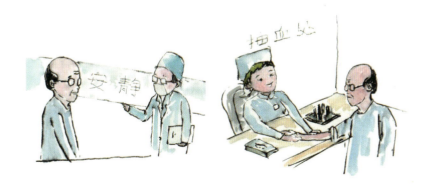

到了营养科，胡医生经过问诊，了解到老人家最近体重下降严重，因牙齿不好，嚼不动肉，就是很多蔬菜也咀嚼困难，

基本没怎么吃肉和蔬菜，而且近期因为喝牛奶容易胃胀气，也就没喝了。胡医生发现王老师的饮食结构有问题，就让王老师做人体成分分析检查。

王老师和女儿问胡医生为什么需要做这项检查，胡医生说是为了排除肌少症。胡医生在询问王老师没有安装心脏起搏器等检查禁忌证后，就让王老师脱了袜子站在一个像秤的仪器上，1分钟不到就检测完毕。

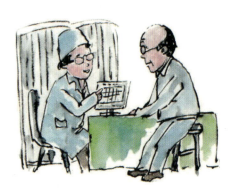

胡医生拿到报告单仔细解读起来，但逐渐皱起眉头，抬头说："老人家的体重虽然在正常范围之内，但是他的肌肉量不足，骨骼肌指数低于7。"于是胡医生检测了王老师右手的握力，握力结果只有22 kg。接着，胡医生又带王老师到一个地面有刻度的区域，让王老师走6 m，结果王老师花了15 s才勉强走完。

胡医生告诉王老师："您现在这个情况，应该是因为长期饮食习惯不好，加上最近牙病的原因，导致了营养不良，您现在已患上了肌少症。"

王老师连忙问医生："肌少症？这是什么意思啊？"

胡医生回答："就是肌肉太少了，导致最近您没有力气，身体非常衰弱。"王老师想了想，点点头："的确是，我最近就觉得全身没有力气，走路也走不动。"

胡医生笑着说："您到我们科就诊，算是找对地方了。根据您检查的情况，现在就给您制订一个治疗方案吧，我将从饮食、运动等方面给出治疗建议。"

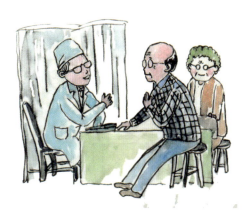

王老师意识到饮食中存在的问题后，按照胡医生的食谱调整了自己的饮食结构。过了1个月，王老师的儿子再次回来看他，发现老人家的精神好多了，走路也更硬朗一些。王老师再去医院复查的时候，血红蛋白值也接近正常了。家人都非常欣慰。

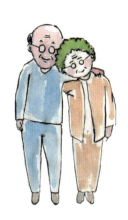

知识小贴士

　　以下九类人群属于肌少症高危人群，须及时去医疗机构筛查：

　　（1）60岁以上老年人。

　　（2）近期有住院史者。

　　（3）近期反复跌倒者。

　　（4）近期出现临床可见的力量、体能或健康状态下降者。

　　（5）1个月内不明原因体重下降超过5%者。

　　（6）抑郁或认知功能障碍者。

　　（7）营养不良或急速减肥者。

　　（8）长期卧床者。

　　（9）慢性病(如慢性心力衰竭、慢性阻塞性肺病、糖尿病、慢性肾脏疾病、结缔组织病和其他慢性消耗性疾病)患者。

知识小贴士

　　肌少症的五大征兆：

　　（1）体重减轻，没有刻意减肥的情况下，6个月内体重下降≥5%（例如60 kg的老年人在6个月内体重减轻≥3 kg）。

　　（2）走路缓慢，因为大腿肌肉力量下降，导致走路没劲、走不快。

　　（3）上楼双腿沉重，从走路缓慢变成连起身都很困难，而且上下楼梯困难。

　　（4）握力下降，比如提不动开水壶倒水、打不开罐头、拧不干毛巾等。

　　（5）反复跌倒，1年内无法控制地在平地走路过程中跌倒2次以上。

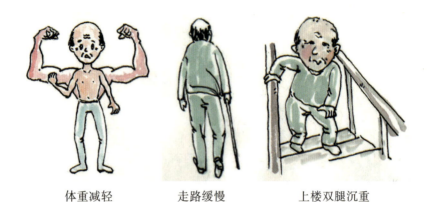

体重减轻　　　　走路缓慢　　　　上楼双腿沉重

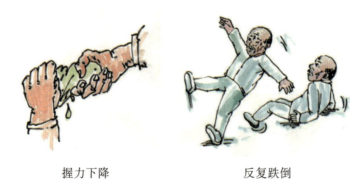

握力下降　　　　反复跌倒

肌少症的五大征兆

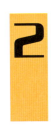

2 了解身体结构

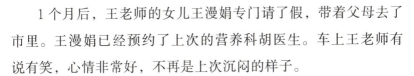

1个月后，王老师的女儿王漫娟专门请了假，带着父母去了市里。王漫娟已经预约了上次的营养科胡医生。车上王老师有说有笑，心情非常好，不再是上次沉闷的样子。

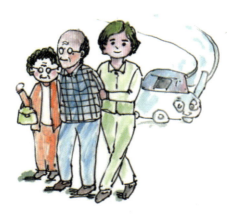

到医院的时候是下午，营养科门诊的人不多。王老师刚走到门口，胡医生一眼就认出是上次就诊的王老师，就招呼王老师坐下。王老师复查了血红蛋白，检查结果基本正常，胡医生又开具了检查单，让王老师复查人体成分分析。

"胡医生您好，我们为什么除了抽血还要做人体成分分析呢？"王漫娟问道。

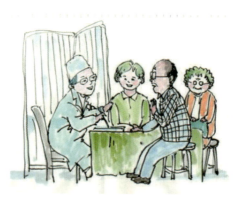

"我需要确认王老师的肌肉量是否增加，"胡医生耐心地说，"到时候等老人家检查完后，我们一起分析一下，你就知道了。"听了胡医生的话，老两口和女儿都若有所思。

"哦，原来我们不能仅仅关注体重，我们还要关注人体的一些其他指标，是这样子吗？"他们问胡医生。

胡医生看他们对这个人体成分分析仪非常感兴趣，就向他们详细讲解起人体成分分析仪。

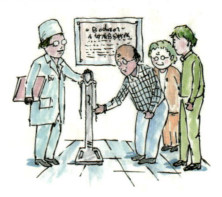

他指了指旁边一个和体重秤外形差不多的仪器，向三人进行介绍。人体成分分析仪测量的原理就是经过不同电阻的微电流从身体通过，通过仪器的解析，把身体一个又一个切面的数

据记录下来，最后通过数据整合，将人体重新整合成一个"数据人"。

人体成分分析仪其实是把人体分成五个部分进行检查，第一部分是躯干，第二部分是左上肢，第三部分是右上肢，第四部分是左下肢，第五部分是右下肢。通过分析这五个部分的数据，就可以把整个身体的数据计算出来，分析出人体的不同成分，包括脂肪、肌肉、电解质、细胞外液的数据。

通过细胞外液数据，可以分析人体最近体重的增加是不是因为水肿造成的。有些患者在心力衰竭、肾功能不全或者是营养不良的时候，身体某部分是水分跑到细胞外面了，用手按压皮肤就会有凹陷。其实这时候患者不一定是真的长胖了，而是水分从血管内到了血管的外面，并且短期内回流不到血管里面，就可能造成患者超重。

很快，王老师的人体成分分析结果出来了。胡医生拿着检查单给他们解释起来。

"首先，通过这个检查，我们得到几个重要的数据，包括体重、体脂、肌肉量、电解质，还可以了解细胞外液情况。其实我们也知道身体主要就是由这些部分组成，那么还有一个部分的数据在检查结果中没有显示，是什么呢？那就是骨骼，但是我们可以通过已知的数据进行推算，可以计算出骨骼的重量。"

老两口和王漫娟恍然大悟："哦，原来是这样，我们平时只是测一下体重，没有想这么多。"

胡医生接着说，其实关注体重也是非常重要的，我们正常人每个星期应该至少测一次体重，在早上空腹的时候测体重，这对于老年人尤其重要。我们在临床工作中会发现，很多老人家体重下降了近 10 kg 都没察觉，最后因为营养不良导致严重的疾病才来就医，这样的忽视甚至可能导致生命危险。

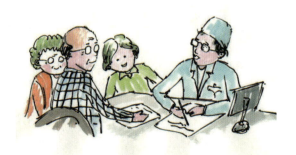

老两口面面相觑，医生连忙安慰道："您这边发现也算比较早的了，在还没有发生严重疾病时就到医院就诊。现在，老人家通过调整饮食结构，身体状况已经好转，说不定很快老人家的体力就可以恢复，避免了其他疾病的发生。"

王漫娟握着胡医生的手说："谢谢胡医生，您这么详细地给我们讲解，让我们像再一次回到了中学的生理课，重新了解了身体的结构。没想到通过分析身体的不同成分的数据能帮助我们更早预防和治疗疾病，非常感谢！"

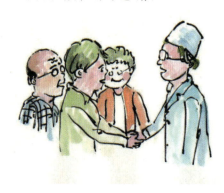

知识小贴士

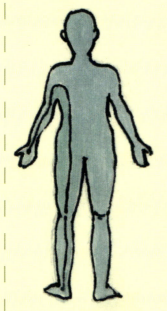

人的身体是由水、蛋白质、脂肪、无机盐4种成分构成的，其正常比例是：水占60%，蛋白质占20%，脂肪占15%，无机盐占5%。

（1）水的作用：①调节体温；②润滑组织；③帮助消化；④参与物质代谢；⑤输送营养。

（2）蛋白质的作用：①构成人体组织细胞的成分；②参与物质代谢；③供给热量；④促进生长发育。

（3）脂肪的作用：①供能；②维持体温、保护脏器；③促进脂溶性维生素吸收。

（4）无机盐的作用：①保持心脏和大脑的活动；②调节和管理神经系统。

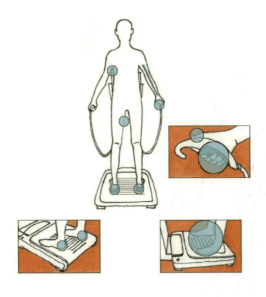

人体成分分析仪使用方法

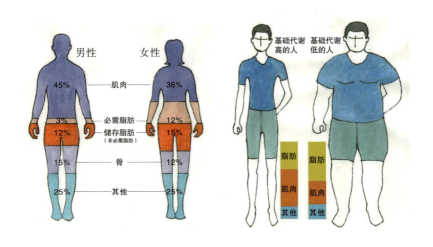

人体各成分占比

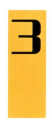

3 我们如何测量肌肉量

王老师一家人非常感谢胡医生基本不用一针一药就让王老师重新充满了活力。

"胡医生非常厉害，仅仅通过调整饮食方式就改变了我的身体状况。"王老师默默想着，心中不由得对胡医生肃然起敬。

"原来我们不光要关心自己的体重，还要关心身体中每一种成分的变化。胡医生，您刚才说到我这个肌少症最主要是和肌肉有关系，我还是第一次听说肌少症。"王老师道。

"这个你们不用觉得特别奇怪，因为肌少症这个疾病的提出也不过三四十年，是一种非常新的疾病，不像糖尿病、高血压人人皆知，所以很多人都会忽略它。"胡医生微笑着说。

"原来如此，那么我们在生活中，怎么去测肌肉量呢？"

"其实，我们身体有些地方的肌肉是比较明显的，而且这些位置的脂肪组织会显得相对少一些，更容易通过测量知道它的肌肉量，比如说小腿。"

"小腿？"

"我们在膝盖和脚之间，选择最粗的地方，如果我们水平测一下它的周长，那么我们就可以测出小腿围。小腿这个地方的肌肉量对我们判断人体肌肉量的多少非常重要，所以如果担心患肌少症，就可以进行小腿围的测量。"

"如何判断可能有肌少症呢？"

"如果男性小腿围小于 34 cm，女性小腿围小于 33 cm，我们就要怀疑这个人是不是患肌少症。"

"除了测小腿围，我们还能通过什么办法去判断一个人大致的肌肉量？"

"除了上面说的方法之外呢，还有一个特别好的方法，比如平时的生活中我们看到某人会觉得他特别精神，远远看去觉得这个人很挺拔，除了他的体态好、挺胸收腹外，和他常常进行体育运动有关。这类人的肌肉量一般较多。"

"经常运动的人，整个人的体形会显得非常修长，头部高高昂起，颈部像天鹅颈一样优雅。"王老师的女儿说。

"是的，因为肌肉组织和脂肪组织是不一样的，脂肪组织过多附着在我们身体表面时会显得人很臃肿，而人体骨骼肌的肌肉组织是会收缩的，肌肉较多的人给人一种很轻盈、很有力量的感觉。当然，除此之外，我们还有很多的手段去测量人体的肌肉量。"胡医生继续说。

"比如我爸爸今天做的人体成分分析检测，通过一分钟不到的检测，就把我父亲的身体成分测得明明白白、清清楚楚。"

"临床上还有别的方法也可以使用，"胡医生解释道，"比如计算机断层扫描、磁共振成像、双能 X 射线吸收法等。"

王老师三人一听，恍然大悟。

"啊，原来我们真的不了解肌肉，竟然有这么多的方法可以测量肌肉量，我都很想马上测量一下我的身体到底有多少肌肉了，"王老师的女儿激动地说，"胡医生，我马上去挂个号过来测测！"

"好的。"胡医生笑笑说。

知识小贴士

（1）肌肉量的测定。

可以采用直接法和间接法测定。直接法指应用骨密度、双能X射线吸收法（DXA）、计算机断层扫描（CT）或磁共振成像（MRI）等方法测出四肢骨骼肌（ASM）含量；间接法则须应用生物阻抗分析（BIA）测出肌肉量。

CT和MRI是最常见的肌肉质量评估影像学手段，两者均能清晰地区分人体不同组织的成分，并通过合适的算法计算出相应组织的体积与质量，是评估肌肉质量的金标准。

DXA是另一种常用的肌肉质量评估影像学手段，具有放射暴露量低、清晰区分不同组织成分等优点，是CT、MRI理想的替代方法。但设备的不可移动性限制了其广泛应用，尤其是在社区大规模筛查时。

BIA 是近年来大规模筛查的常用方式，通过放置于体表不同位置的多个电极向检测对象发送微弱交流测量电流，检测相应的电阻抗及其变化，通过各种算法，推算出个体的脂肪体积与全身肌肉质量。BIA 具有无创、无害、廉价、操作简单、功能信息丰富及便携等优点。

（2）肌少症自查。

世界卫生组织建议，可以使用小腿围来当作肌肉量的测量标准。测量时坐在凳子上，让大腿与地面平行，和小腿呈90°，放松腿部肌肉不紧绷，用两只手圈住小腿最粗的部分。

若握不住，代表患有肌少症的可能性很低。手和小腿之间的缝隙越大，患有肌少症的可能性就越大。

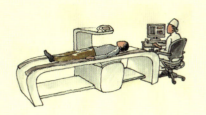

DXA 是常用的肌肉质量评估影像学手段。

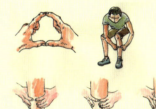

手和小腿之间的缝隙越大，患有肌少症的可能性就越大。

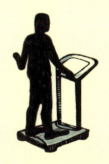

通过人体成分分析报告判断肌肉质量：

四肢肌肉量为右上肢、左上肢、右下肢、左下肢肌肉量相加得到。

$$骨骼肌质量指数（SMI）= \frac{四肢肌肉量（kg）}{身高平方（m^2）}$$

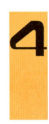

4 我们如何测量肌肉力量

王老师的女儿做完人体成分分析，看到检查结果后开心地说："爸爸，您看我的评分比您的高，有 75 分。"

"胡医生，您的介绍让我们非常清晰地知道了我们身体肌肉和脂肪等成分是如何测量的，但我还有一个问题想请教您，我们经常会看到有些人，他们瘦瘦的，但其实力气非常大，有句老话说'瘦虽瘦，有肌肉'，这是怎么回事呢？"

胡医生笑着对他们说："你们想得非常全面，这是我想给你们讲的第二个问题。"

胡医生解释道："即便是相同的肌肉量，可能肌肉的力量也不相同，肌肉的力量与肌肉的收缩功能有关，也就是我们要看的第二个指标——肌肉质量。比如说，我们可以通过扳手劲这种以前大家都喜欢的方式去看一下谁的力量更大，对不对？有些人除了技巧之外，还有一个非常重要的原因就是他们肌肉的爆发力和肌肉的收缩力非常强。在营养科门诊也可以通过另外一种仪器检查我们肌肉的功能，这个仪器就是握力器。通过你最常用的那一只手测量两次握力，取最大握力，就可以知道你的握力是多少了。"

"哇，这个真的非常方便，基本上所有的人都可以测量。也难怪呢，我最近有一次和老邻居下完棋没事做，想找乐子玩，想当年我们年轻力壮的时候经常扳手劲。结果那天好像我谁都没扳赢啊，我还在纳闷呢，以前我扳手劲都是冠军，怎么就没劲儿了呢？原来不只是因为我的肌肉量变少了，而且肌肉的功能也变差了，胡医生，我这样理解是对的吗？"王老师问道。

"是的，关于我们身体的肌肉，您已经有所了解。肌肉的力量也是我们需要知晓的。肌肉力量是人体神经肌内系统工作时克服或对抗阻力（重力、惯性力、外力）的能力。老年人的肌肉力量对于步行和日常生活能力动作的执行非常重要。那我们现在就用常用器械和起—坐测试来检查好吧？"胡医生微笑着说。

通过检查，王老师的握力为 12 kg，在椅子上坐起 5 次的时间为 46 s。

"医生，我的指标如何？"王老师气喘吁吁地问道。

"王老师，您休息一下，您今天的状态已经比以前好太多了，"胡医生停顿了一下，"但是，还没有达到正常水平，还需努力恢复。我们还有最后一项检查没有做，现在您先休息一下，然后我们继续。"

"好的。"王老师满口答应了下来。

知识小贴士

测量肌肉力量的方法：

（1）用握力器测量上肢握力。

测量方法：①握力器的指针向外侧，根据手掌大小调节握姿，使食指的第二关节接近直角后进行测量。②身体挺直，双脚自然分开，握力器尽量不要碰到身体或者衣服。测定时不要让握力器来回摆动，尽量保持不动的状态来进行测量。

记录方法：①按先右后左的顺序进行测量，每只手测量 2 次，记录所有数据。②记录的单位为 kg。

（2）坐—站测试。

因手部外伤、残疾、指关节炎等无法测握力时，可进行 5 次坐—站测试，记录从坐姿到站起 5 次所需的时间，此法可以作为测量肌肉力量的替代方法。

肌肉力量可作为肌少症评估诊断的首选指标。用握力器测量上肢握力时，肌肉力量下降的截点值通常为：男性 <28 kg、女性 <18 kg。

知识小贴士

（由于肌肉力量受人群和种族的影响，建议截点值应根据特定的人群和种族具体制定。）

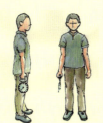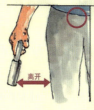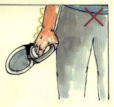

测量上肢握力

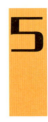

5 我们如何评定行为能力

王老师在休息期间，胡医生与王老师一家闲聊起来。

胡医生说："王老师，您之前已经发现了自己扳手劲力量下降，这是肌少症的一种早期表现，还有另一种早期表现最容易被观察到，而我们经常忽视。今天你们专门来咨询，我也给你们做一次宣教。我们医生要眼观六路、耳听八方，为什么一开始您进到诊室，我就考虑您可能有这个病呢？因为我发现您走路慢吞吞的，我都担心您走路可能要摔跤，这就是我们要做的最后一项检查，看您走路的步速。那您现在到我们诊室门口来测试吧。"

胡医生要求王老师尽自己的全力走完地上标记的 6 m 距离，但不要奔跑或慢跑。

测试过程中，胡医生始终站在终点线附近，同时让王老师的女儿在边上保护，以避免可能发生的风险。当王老师出发时开始计时，行走 1 m 后，胡医生语调平和地对王老师说："您做得不错，还要走 5 m。"剩余 4 m 时，胡医生又对王老师说："不错，坚持下去，您还要走 4 m。"剩余 3 m 时，胡医生又说："您做得很好，您已经走完一半了。"剩余 2 m 时，胡医生对王老师说："不错，再坚持一会儿，只剩下 2 m 了。"只剩余 1 m 时，胡医生告诉王老师："您做得不错，只剩 1 m 了。"

到了终点，王老师女儿举了一下手，胡医生按了秒表的暂停键，然后快速走到王老师身边，察觉王老师有些劳累了，就让他休息一下。

"好的，"胡医生说，"您按照我的要求走了 6 m 直线距离，累计花费了 12.5 s。测量结果显示您行走的最大速度低于 1 m/s，这也是肌少症的一个指标。"

胡医生继续说："其实我们医生给患者看病，都是要一步一步地检测，只是因为您第一次就诊时状态特别差，基本完全不能正常行走，我没有办法和您沟通更多的问题，其实您每次的检查数据都在我这里呢。您看今天您走路的速度虽然没有达标，但是已经比上次快了不少了。"

王老师特别开心，开起了玩笑："哦，原来我得到表扬了。通过最近一个月的运动和饮食调理，我已经在恢复了。下一次我一定争取让指标变得更好。"

"加油，再见！"胡医生挥挥手，开始接诊下一个患者。

知识小贴士

行为能力测试常用的方法有简易身体活动功能测试（SPPB）、站立行走时间测试（TUG）、6 m 步速测试等。

（1）SPPB 测试。

国际上常用 SPPB 测试来评估衰弱老人的活动功能，共有 3 项内容，分别是：三姿平衡测试、步速测试、椅上坐—站测试。

单项测试分值为 4 分。总分为 12 分，0~6 分提示肌肉功能很差，7~9 分提示肌肉功能中等差，10~12 分提示肌肉功能良好。

这些评分可作为评估受检者日常活动功能的指标，应用比较广泛，适用于科学研究和临床实践，其临床意义已经得到认可。较低的 SPPB 得分预示着老年人未来 4 年住院和死亡的可能性较大。

①三姿平衡测试。

受检者以 3 种姿势站立（并脚站立、前脚脚后跟内侧紧贴后脚拇指、双脚前后并联站立），可用手臂或其他方式保持平衡，但不能移动足底。

评分标准：第一种、第二种姿势站立 ≥ 10 s 得 1 分，< 10 s 得 0 分；第三种姿势站立 > 10 s 得 2 分，3~10 s 得 1 分，< 3 s 得 0 分。

②步速测试。

该测试要求在地面上标注 4 m 的直线距离，测试区域前后保留 0.5 m 的无障碍空间。受检者可借助拐杖等工具完成 4 m 行走（鼓励尽量不用工具），要求受检者用平常步速。

评分标准：完成时间 < 4.82 s 得 4 分，4.82~6.20 s 得 3 分，6.21~8.71 s 得 2 分，> 8.71 s 得 1 分，不能完成得 0 分。

③椅上坐—站测试。

受检者坐在高约 40 cm 的椅子上，椅子后背靠墙。要求受检者双手交叉放在胸前，用最快的速度站起和坐下 5 次，记录所需时间。该测试可反映老年人的下肢力量、协调性以及平衡能力。

评分标准为：完成时间 ≤ 11.19 s 得 4 分，11.20~13.69 s 得 3 分，13.70~16.69 s 得 2 分，≥ 16.70 s 且 < 60 s 得 1 分，≥ 60 s 或不能完成得 0 分。

（2）TUG。

主要用来评定老年人的下肢力量和移动能力，要求受检者从高约 40 cm 的座椅起立，向前沿直线行走 3 m，然后转身走回座椅坐下，计算时间。评分标准：时间 < 10 s，说明可以自由活动；时间 < 20 s，说明大部分时间可以独立活动，在不需要帮助的前提下可以独立外出；20~29 s，说明活动不稳定；时间 > 30 s，说明存在活动障碍，不能独立外出，需要协助或辅助。另外，时间 >14 s 意味着老年人摔倒的概率较高。

3. 6 m 步速测试。

该测试分为两项，受检者分别用平常速度以及最快速度走完 6 m，计算步速（m/s），每项重复测试 2 次，取时间最短的一次为最终成绩。

对于老年人来说，一般步速为 0.60~1.45 m/s，最快步速为 0.84~2.1 m/s，步速 < 1 m/s 表明存在肌少症的风险。步速过慢意味着老年人难以完成穿越城市马路之类的行动。有研究认为，要让老年人安全地通过城市交通路口，步速需要保持在 1.35 m/s 以上。

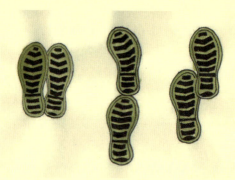

三姿平衡测试示意

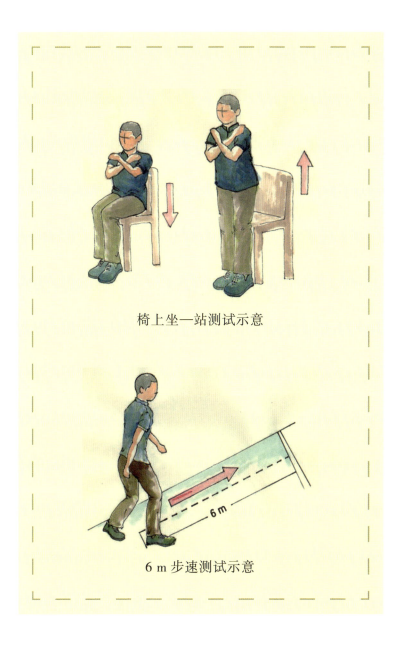

椅上坐—站测试示意

6 m 步速测试示意

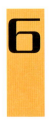

6 肌少症的诊断方法

接诊完所有的患者后，胡医生咕嘟咕嘟喝了半杯水，嗓子感觉好多了，看着正在将各种食物模型摆回原位的学生说："小袁，你已经来实习多久了？"

"半年了！"小袁回答道。他看着老师坐着休息，正是提问的好时机，赶忙问道："胡老师，我想问您一个问题。我看您给刚才的肌少症患者检查了很久，感觉比较复杂，您能给我全面讲解一下吗？"

"好的，这会儿没患者，正好给你讲解一下，营养科门诊一个患者就诊平均要花费半个小时的时间，比较费嗓子，"胡医生清了清嗓子，娓娓道来，"肌肉衰减综合征简称为肌少症，英文单词为 sarcopenia，源于希腊语，由'sarx''penia'两个词语得来，'sarx'意为肌肉，'penia'意为减少或丢失，于1989 年由 Rosenberg 首次命名。在正常情况下，肌肉质量在个体生命早期保持相对稳定，但在 30 岁以后，随着年龄的增长，骨骼肌中蛋白质合成和蛋白水解之间的平衡受损，导致骨骼肌质量、强度和功能以每年 0.5%~1.0% 的速度下降。随着肢体肌肉和呼吸肌力量的逐渐减弱，正常的身体功能和活动，如呼吸、站立、步行、社交等都会受限制。在我国，随着社会人口老龄化，肌肉骨骼疾病已经成为重要的公共健康问题，而肌少症便是其中之一。"

知识小贴士

表1　肌少症诊断项目

肌少症诊断项目	初步筛查	肌肉质量评估	肌肉力量评估	躯体功能评估
方法	（1）肌少症五项评分问卷（SARC-F）。（2）肌少症五项评分联合小腿围问卷（SARC-CalF）。	（1）DXA。使用广泛，放射暴露量低，可清晰区分不同组织成分，短时间内出具可重复测定的四肢骨骼肌量（ASM）数据。缺点是设备非便携式，不能在社区中广泛使用，不同DXA设备的测量结果差异较大。DXA测出的男性肌肉量 <7.0 kg/m²、女性肌肉量 <5.4kg/m² 表明肌肉质量减少。（2）BIA。无创、廉价、操作简单、便携、功能信息丰富，近年来常用于大规模人群筛查。BIA主要通过生物电传感器采集和测量组织细胞的电阻抗变化，推算出个体的脂肪体积与全身肌肉质量，但其结果的精确性严重依赖于算法。BIA测出男性肌肉质量 <7.0 kg/m²、女性肌肉质量 <5.7 kg/m² 表明肌肉质量减少。（3）CT和MRI。常见的肌肉质量评估影像学手段，但设备庞大，不能移动，费用高昂，缺乏低肌量的测量界值，在实际应用中有一定的受限性。	（1）握力计测定上肢握力。作为肌少症评估诊断的首选指标。测量时左右手分别测3次，取最大值。男性 <28 kg、女性 <18 kg 通常为肌肉力量下降的截点值。由于受人群和种族的影响，建议截点值应根据特定的人群具体制定。（2）坐一站试验。因手部外伤、残疾、指关节炎等无法测握力时，可使用5次坐一站试验，记录从坐姿到起立5次所需的时间，作为测定肌肉力量的替代方法。	步速测试。指个体从移动开始以正常步速行走4m或6m所需的时间，能反映个体的体力水平，速度越快者体能水平越高。由于老年人短距离步速的测量影响因素较多，本共识推荐使用6m步速测量方法，诊断界值为<1.0 m/s。

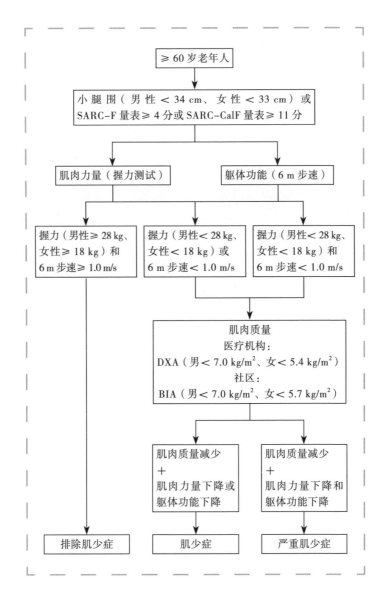

第二章
肌少症可能给
我们带来
什么样的危害

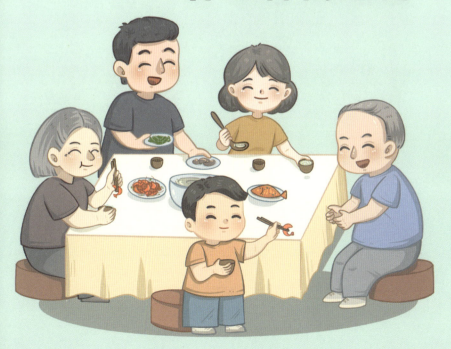

肌少症不仅仅是肌肉量的减少，它还可能引发一系列复杂的健康问题，严重影响患者的生活质量。本章将深入探讨肌少症的影响及危害。首先，我们会解答一个普遍的疑问——"为什么肌少症偏偏找到了我"，通过分析与肌少症相关的高风险因素，如年龄、生活方式和健康状况等，帮助读者找到答案。接着，我们将探讨"引起肌少症的疾病"，这些疾病可能会加速肌肉的流失。最后，我们将重点分析"肌少症的危害"，揭示它对身体健康、功能独立性和心理状态的深远影响，让读者更深刻地认识到肌少症的危害性。通过本章内容，读者不仅能了解肌少症带来的种种挑战，更能意识到早期干预和健康管理的重要性，从而更积极地应对肌少症的威胁。

1 为什么肌少症偏偏找到了我

听了胡老师对肌少症的讲解，小袁恍然大悟："怪不得老师您让王老师做这些检查呢，原来是为了确诊啊！"随即又若有所思道："那为什么王老师会患上肌少症呢？"

看到小袁对病症提出了自己的思考，胡医生很是欣慰，便耐心跟小袁解释道："刚才我们说过，人在30岁以后肌肉逐渐走下坡路，随着年纪的增长，肌肉也会逐渐流失，40岁后每10年流失8%，70岁后每10年流失15%。一般来说，建议老年人定期进行检查，尤其是65岁以上的老年人。"

"所以王老师得肌少症其中一个原因就是年龄。您给王老师调整饮食后，明显看到王老师不管是精神状态还是其他方面都比之前好，是不是饮食结构的改变对这个病也有影响？"

"这是肯定的。患上肌少症有这几个原因，一是生活方式，运动不足可导致骨骼肌合成降低；二是肥胖引起的胰岛素抵抗，影响肌肉合成；三是慢性病、消耗性疾病，如甲亢等，会加速肌肉分解；四是营养不良，维生素和蛋白质获取量减少，肌肉合成减少；五是卧床、制动导致的肌肉废用或萎缩等。"

经过胡老师的讲解，小袁茅塞顿开，对肌少症有了一定的了解。

知识小贴士

肌少症是环境和遗传因素共同作用的一种复杂疾病，多种风险因素和机制参与其发生，肌少症的发病机制涉及如下多个方面。

运动减少：增龄引起的运动能力下降是导致老年人肌肉量和强度丢失的主要因素。

神经—肌肉功能减弱：在肌少症发病机制中，α运动神经元的丢失是关键因素；老年时期，由于星状细胞数量和募集能力下降，导致Ⅱ型纤维比Ⅰ型纤维下降更显著，Ⅱ型纤维出现不平衡和数量减少，使老年人的肌肉更易损且难修复。

增龄相关激素变化：胰岛素、雌激素、雄激素、生长激素和糖皮质激素等的变化参与肌少症的发病。老年人维生素D缺乏非常普遍，研究证实维生素D缺乏是肌少症的风险因素，并且1,25-双羟维生素D水平的降低与肌肉量、肌肉强度、平衡力下降和跌倒风险增加相关。

促炎性反应细胞因子：促炎性反应细胞因子参与老年人肌少症的发病，研究发现白细胞介素-6、肿瘤坏死因子-α和C反应蛋白水平与肌肉量、肌肉强度有关。

　　肌细胞凋亡：肌肉活检显示老年人肌细胞凋亡现象较年轻人更显著，这是肌少症的基本发病机制，肌细胞凋亡与线粒体功能失常和肌肉量丢失有关。

　　肌肉质量和肌肉力量是肌少症最重要的评价指标，两者具有很强的遗传性，肌肉强度的遗传率为30% ～ 85%，肌肉质量的遗传率为45% ～ 90%。

　　营养因素：老年人营养不良和蛋白质摄入不足可致肌肉合成降低，有研究证实补充氨基酸和蛋白质可直接促进肌肉蛋白合成。预防肌少症，推荐合适的饮食蛋白摄入量为每天 1.0~1.2 g/kg 体重。

年龄因素

遗传因素　神经—肌肉功能减退

炎症因素　蛋白质摄入及合成减少

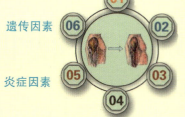

内分泌因素

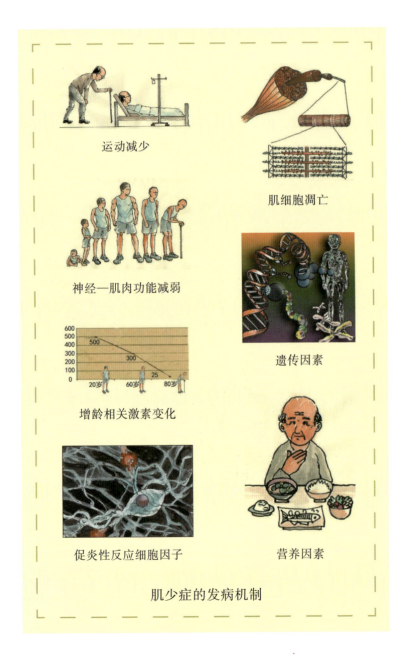

运动减少

肌细胞凋亡

神经—肌肉功能减弱

遗传因素

增龄相关激素变化

促炎性反应细胞因子

营养因素

肌少症的发病机制

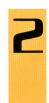

2 引起肌少症的疾病

对肌少症有一定了解的小袁，想了解关于更多这方面的知识，待周末回家给家里的姥姥检查一番，便问道："那如果长期腹痛、恶心、呕吐，患胃癌的老人，得这个病的概率大不大？"

"你问的这个问题很关键，"胡医生顿了顿接着说，"在很多研究和临床工作中，我们发现，很多疾病是相互影响的。就像你说的，老年人患胃癌，首先，肿瘤具有恶性程度深、进展速度快等特点，受衰老、营养不良、运动能力降低以及与疾病病理生理学和治疗不良反应等相关因素的影响，导致肌肉功能障碍，从而增加了肌少症的发生率，但同时肌少症也与肿瘤患者并发症发生率和预后生存率相关。"

"老师，除了肿瘤会引起肌少症外，还有哪些疾病会引起肌少症呢？"带着疑惑的小袁再次忍不住问道。

"一是慢性阻塞性肺疾病。肌少症公认的病因之一是高龄，而慢性阻塞性肺疾病合并肌少症的原因除了高龄，还包括较低的身体质量指数、身体活动量较少、漫长的病程、肺功能下降、食欲差引起的营养不良、吸烟或缺氧所致的高炎症因子水平等。二是消化系统疾病如胆囊炎、慢性胰腺炎、慢性腹泻、腹部术后等也和肌少症发生相关。三是抑郁症。抑郁症导致的虚弱、食欲减退、活动减少等症状会加速肌少症的发生、发展。四是骨质疏松、糖尿病、肝硬化、类风湿关节炎、神经性厌食症、吞咽障碍、肾脏病都有可能导致肌少症。五是患者因疾病处于围手术期、重症监护期也会引起肌少症。我们将这类由疾病引起的肌少症称为继发性肌少症。"胡医生解释说。

知识小贴士

　　肌少症根据病因大致分为原发性肌少症和继发性肌少症两类。

　　原发性肌少症病因：主要是由与年龄相关的身体老化引起的，遗传因素是主要原因。

　　继发性肌少症病因：

　　（1）女性、出生低体重儿、遗传因素等先天性因素。

　　（2）与生存状态和生活方式相关，如长期卧床、久坐等导致骨骼肌"用进废退"，出现失用性萎缩。酗酒、吸烟等也会引起肌少症。

　　（3）与营养相关，如蛋白质摄入不足、胃肠功能紊乱、消化吸收障碍或服用药物造成厌食等。

（4）与疾病相关，心、肺、肝等器官衰竭，炎症性疾病或内分泌疾病等引起骨骼肌质量和功能下降。

（5）与肠道菌群失调相关，根据"肠—肌肉轴"假说，年龄、饮食等因素会改变肠道微生物菌群，从而影响肌肉的性能和结构。

此外，其他慢性疾病如认知功能障碍、肝肾功能异常、骨质疏松、慢性疼痛等也会引起肌肉功能障碍。

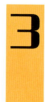

3 肌少症的危害

听到这么多疾病都可能导致肌少症的发生，小袁不由得心头一紧，为家里身患胃癌的姥姥捏了一把汗，急忙问："老师，像王老师那样已经患上肌少症的，如果没有及时接受治疗，那有什么危害呢？"

"肌少症对患者的身体和心理健康都会造成很大的影响，也会加重社会的负担。肌少症的危害，一是容易跌倒。前面我们说了肌少症与年龄相关，随着年龄不断增加，肌肉不断减少，肌力不断下降，老年人下肢力量逐渐减弱，平衡感降低，站立困难，跌倒的风险增加约 3 倍，老年男性致残率增加约 4.6 倍，老年女性致残率增加约 3.5 倍，同时影响抗病能力和身体的恢复。二是肌少症与骨质疏松症关联紧密，有学者提出将两者作为一种疾病来治疗，命名为'活动障碍综合征'，肌肉含量、强度及功能下降可显著增加骨质疏松风险，是引起跌倒及骨折的主要危险因素。"

"胡老师，除了这些，还有其他的危害吗？"

"其他的比如说诱发心血管疾病。"

"诱发心血管疾病？是因为血液通过心脏收缩来输送，如果肌肉不发达，导致收缩力不足，就不能有效挤压血管使血液上行，并顺利回流到心脏，从而诱发心血管病？"

"是的，小袁很善于思考问题嘛。还有很多疾病也是肌少症引起的，如呼吸系统疾病、内分泌疾病、认知功能障碍、肾脏疾病，以及你说的胃癌等恶性肿瘤等都和肌少症相关。此外，肌少症还会让患者生活能力变差、死亡率升高，老年人可能因为肌少症失去自理能力。如大腿股四头肌肌力减弱造成无法站立、行走；核心肌群肌力减弱造成无法坐正、起床；手部肌群力量减弱造成无法拿碗筷、提东西。"

小袁对肌少症有了更深的认识，很感激地对胡医生说："谢谢您胡老师，我这周回家就给姥姥做些检查，看看是否存在患肌少症的可能。"

知识小贴士

肌少症的危害：

（1）活动能力下降。

骨骼肌由肌肉纤维组成，负责肌肉的收缩和松弛，对于身体功能的维持是必不可少的。骨骼肌衰老的表现为肌肉纤维类型发生改变、肌纤维萎缩，而且，脂肪和纤维组织取代了肌肉纤维。这说明，不仅肌肉的数量减少了，而且肌肉的质量也变差了。

肌肉数量减少、质量变差就会影响到肌肉的力度和强度，导致身体机能下降，包括走路、爬楼梯、搬运物品等能力都会下降。俗话说，人老腿先老，腿部肌肉的数量和力量均比上肢肌肉衰减得更快。肌少症早期表现为运动能力下降，但老年人这时候往往不以为然，等肌少症严重的时候，就会影响日常活动能力了。当肌肉减少30%的时候，就可能致残，患者不能独立坐起，这对生活质量的影响是很大的。

（2）跌倒风险增加。

肌少症是导致跌倒的重要原因，尤其是当肌肉减少20%后，跌倒风险显著增加。老年人大腿肌肉（股四头肌）力量的减弱跟跌倒密切相关。肌少症导致身体活动能力下降，大多数老年人出现踱步，这种步行方式步子迈得很小，而且行走不连续，脚抬不起来，会增加跌倒风险；而且肌少症会直接影响老年人步态的敏捷性，这也会导致跌倒风险增加。据统计，跌倒是我国65岁以上老年人因伤致死的首位原因，有一半以上的老年人因跌倒而受伤住院，而且老年人年龄越大，跌倒受伤的风险越高。髋部骨折又号称"人生的最后一次骨折"，因为髋部骨折之后，会导致老年人直接卧床，甚至死亡。

（3）慢性病发生风险增加。

肌少症与心血管系统疾病、呼吸系统疾病、内分泌疾病、认知功能障碍、肾脏疾病、恶性肿瘤等密切相关。国外有研究表明，半数肌少症患者合并有多种慢性病。除了运动功能外，骨骼肌也是一个强大的代谢器官，可以储存、消耗和提供大量的能量。骨骼肌是胰岛素发挥降糖作用的主要部位，还是糖原合成和脂肪酸代谢的场所，此外，肌肉还可以分泌肌源性细胞因子，后者通过内分泌作用于全身，与各个组织器官之间"对话"。因此肌少症患者骨骼肌代谢紊乱，会导致肥胖、胰岛素抵抗和代谢综合征的发生，而胰岛素抵抗也是其他慢性病发生的重要病理生理机制，导致其他慢性病发生风险增加。患肌少症的老年人较正常老年人死亡风险增加 3 倍以上，80 岁及以上老年人的死亡风险增加得更多。

（4）免疫力下降。

骨骼肌可储存免疫系统所需要的蛋白质及分泌免疫相关因子，肌肉收缩后还可以分泌上百种细胞激素、生长因子等，这些统称为肌肉激素。其中白介素 -6、白介素 -7、白介素 -15 已被证明可以调节机体免疫功能。国外的一些研究发现，只要肌肉量下降 10% 左右，人体的免疫能力就会下降，染病风险就会开始增加；当肌肉量下降 30% 左右时，患重症的概率就会大幅提升；当肌肉量下降超过 40% 时，感染肺炎，甚至是死亡的风险将大幅增加。另外肌少症患者肿瘤的发生风险也会增加，这可能也与免疫力下降有关。

（5）弹性下降。

由于营养和卫生条件改善、医疗水平的提高，人类的寿命在不断延长。我们身边 80 岁、90 岁的高龄老人比比皆是。于是，我们开始"膨胀"了，一时之间，觉得似乎老龄化社会也没那么恐怖。结果一场疫情，让我们瞬间认识到这些老年人的"脆弱"。虽然很多老年人挺过来了，但是却卧床或者失能了，生活质量大大下降。这其中重要的原因是老年人的弹性下降，弹性是指老年人抵抗压力或者挑战的能力，或者说从压力和挑战中恢复的能力。犹如一根老化的橡皮筋，拉长后再也不能回复原来的状态。骨骼肌是人体蛋白质的主要存在形式。对人体弹性的挑战，如感染、手术、跌倒等，随年龄的增加而增多。肌肉减少的老年人康复延迟，手术并发症更多、感染率更高。

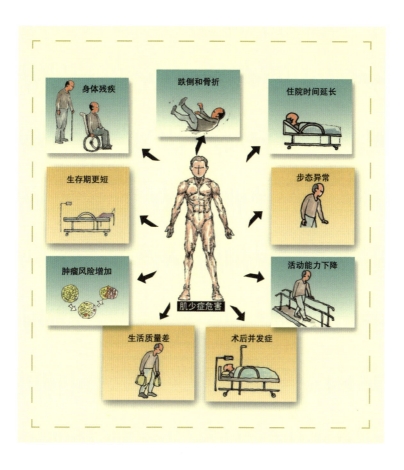

第三章
营养预防肌少症

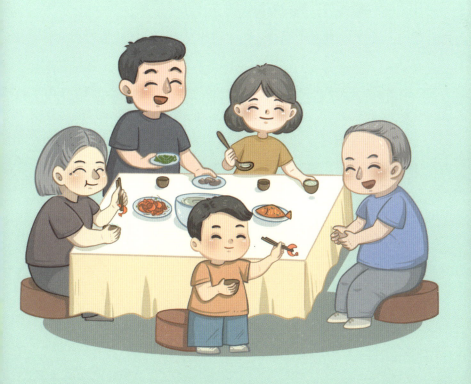

"上医医未病，中医医欲病，下医医已病"，意思是上等医生重视预防疾病，中等医生医治将要发生的病，下等医生医治已经发生的病。虽然肌少症是一种和年龄相关的疾病，除了年龄这个不可逆转的因素外，还有很多因素影响肌少症的发生与发展。肌少症的预防比治疗更重要，我们如何预防肌少症呢？可以从以下几个方面入手：

更早地发现肌少症的蛛丝马迹。

了解很多情况可能会加快肌少症的发生。

通过保持口腔健康以减少肌少症的发生。

通过营养手段推迟阿尔茨海默病的发生。

改善消化道功能预防肌少症。

防跌倒：补充蛋白质、钙、维生素 D，用平衡球训练平衡能力等。

对容易引起肌少症疾病的营养预防，如糖尿病、脑卒中等。

养成较好的生活习惯：①获得正确的营养知识，通过居民膳食宝塔等官方科普知识来源，提高营养素养；②学习中药食疗预防手段；③通过运动和采取健康生活方式预防肌少症。

1 保持口腔健康可减少肌少症发生

胡医生刚刚接诊完上一位患者，抬头看到一位很瘦的老年女性被搀扶着慢慢走进来，老人脸色苍白。胡医生赶紧让阿姨坐下。

"阿姨，你到我们营养科就诊，主要是哪里不舒服？"胡医生询问道。

黄阿姨说："最近特别累，常常感觉心慌，走路没有力气，今早和邻居一起买菜时，突然感到头晕，全身发冷、出汗，差点晕倒了，邻居送我到医院就诊，到内分泌科查血发现贫血，医生考虑我最近饮食不太好，可能今天早上是突发低血糖反应，让我来营养科就诊。我还是第一次到营养科就诊，我之前都不知道还有营养科。"

胡医生给黄阿姨做完人体成分分析和体检，结合抽血结果分析说："您现在的确是有内科医生所说的疾病，同时还合并肌少症，但是没有明显的诱因，您需要配合一下我们的问诊，了解您的饮食习惯和您体重的变化情况。"

"好的，医生，我自己从内分泌科过来一路上也在思考这个问题，我其实身体都还不错，每天按时起床、买菜、运动、带孙子和孙女。我体重一直基本正常，但就是这两三年牙齿不是很好，尤其是半年前我的牙齿变得越来越松动，还掉了一颗牙，孩子也带我去医院看了两次，给我安装了假牙，可是我总觉得不方便，也不舒服，所以不想戴假牙，渐渐就没戴了。"

"怎么不舒服，是牙疼还是其他原因？"

"戴着假牙很不舒服，吃东西的时候会疼痛，所以我基本上都是吃稀饭和面条，如果吃米饭的话，就吃很软很软的米饭。"

"那么您蔬菜吃得怎么样啊？"

"蔬菜吃得很少，因为嚼不动，而且和孩子们一起吃饭，饭菜也不能做得特别软烂。"

"那么您肉吃得怎么样？"胡医生关切地问。

"现在很少吃肉，就吃个两三筷子，咀嚼的时候觉得很不舒服，嚼不烂，吞进去又觉得胃不舒服。"

"哦，明白了。阿姨您的这个严重贫血，以及今天突发的低血糖反应，的确是和饮食相关。导致您这个疾病的最根本问题在于您的口腔健康保持得不好。因为有口腔疾病，牙齿不好，导致你不敢吃，对不对？"

"是的，我有很多东西吃不了，又觉得孩子们太忙，害怕孩子们担心就没说。同时又为了给孙子、孙女做他们喜欢吃的菜，常常选择炒菜和油炸食品。然后每天我就吃点软一点的东西。"

胡医生看着黄阿姨非常心疼地说："阿姨，您知道吗？您要照顾您的孩子和孙子、孙女，但是您保持健康的身体也很重要，您现在都没有力气，险些晕倒了，您的孩子们得多担心您。我们要照顾下一代，首先要照顾好自己。您如果在生活中有什么困难，一定不要害怕麻烦孩子们，让孩子们及时了解你的身体状况才是对孩子们最大的负责。同时，要关心自己的体重变化，现在我会给您一份软食的食谱，最近您按照食谱做饭。并且，您还需要尽快转到口腔科去，先把牙齿问题处理好，好吗？"

黄阿姨非常感动："太感谢胡医生了。我一定尽快去重新安一下假牙，这样才能什么东西都能吃，做到均衡饮食，才不容易生病。非常感谢您给我作出这么详细的解释，我一定会按照您的要求进一步检查，谢谢您。"

知识小贴士

口腔疾病导致肌少症的机制如下。

（1）炎症机制。口腔疾病和非传染性疾病可以通过共同潜在的炎症途径紧密相连。口腔健康不良引起的局部炎症可诱发全身炎症反应，激活骨骼肌消耗所涉及的许多分子途径，刺激蛋白质分解代谢和抑制肌肉合成，最终导致肌肉量减少。

（2）营养机制。口腔健康不良导致咀嚼食物困难，患者逐渐对食物缺乏兴趣，降低食欲，将影响摄入食物的种类，最终导致营养不良的发生。同时，牙齿脱落、义齿安装不当或者口腔内疼痛等原因均可影响老年人对食物的选择，致使老年人蔬菜、水果等摄入量过低，蛋白质、钙、维生素A、维生素D和维生素E等多种营养物质摄入不足。营养不良在肌肉质量、肌肉力量和体能的下降中发挥重要作用，推动了肌少症的发展。

（3）神经机制。由于牙齿数量有限，咀嚼活动也会相对减少，这可能导致牙周组织本体感觉对中枢神经的刺激减少，从而致使其他部位肌肉功能的降低。来自三叉神经的口面感觉输入可影响肌肉力量和平衡能力。因此，外周口面感觉输入可能会影响运动神经元对机体其他部位肌肉力量发挥的控制，从而促使肌少症的发生。

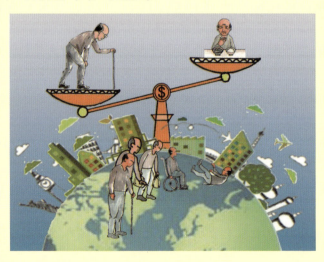

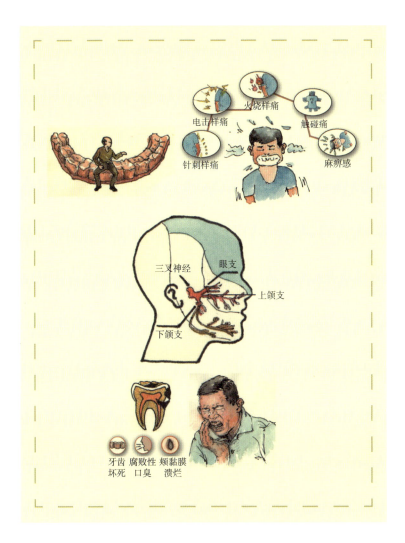

电击样痛

火烧样痛

触碰痛

针刺样痛

麻痹感

三叉神经

眼支

上颌支

下颌支

牙齿
坏死

腐败性
口臭

颊黏膜
溃烂

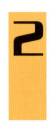

通过营养手段延缓阿尔茨海默病的发生

"胡医生，我的父亲前些年一直因为阿尔茨海默病卧病在床。最近母亲也被诊断出患有轻度阿尔茨海默病，现在也开始抗拒饮食，家里照顾一个没有行动能力的老人已经筋疲力尽了，我想向您咨询一下有没有办法可以通过饮食调理或者说营养手段来延缓我母亲的疾病进展呀？其他老年人有没有办法预防阿尔茨海默病的发生呢？"老赵一脸焦急地冲进营养科室问道。

"老赵你先别急，坐下来慢慢听我给你说，"胡医生先安抚了老赵的情绪，接着说道，"阿尔茨海默病是一种病因和发病机制尚不完全清楚的疾病，想要通过营养手段来延缓阿尔茨海默病的发生，在目前的研究内容中，虽有少量有价值的研究结论，但大都没有决定性、政策性的指导意义。"

老赵一听这个话心里凉了半截："难道说这方面就一点有用的研究都没有吗？"

"也不能这么说，虽然目前的研究结论没有决定性的指导意义，但对阿尔茨海默病患者进行营养照顾还是有一定的参考价值。在早期的研究中发现，在阿尔茨海默病患者群体中，维生素C、维生素E、B族维生素及多种矿物质等众多营养素在膳食和生化指标方面都显示对认知功能下降具有潜在的保护作用。"胡医生连忙安慰老赵道。

老赵顿时傻了眼："这话有没有通俗易懂的翻译版本呀，胡医生？"

胡医生笑了起来："意思就是摄入足量的包括维生素 C、维生素 E 和 B 族维生素等在内的营养素，对延缓认知功能下降是有可能存在积极作用的，尤其是维生素 E，它是已知营养素中最强的抗氧化剂，与其他抗氧化剂不同的是，维生素 E 是脂溶性物质，所以可溶于中枢神经系统。在一次 324 例中度阿尔茨海默病患者使用维生素 E 与司来吉兰双盲临床试验中，发现两者单用或联用均可使认知功能下降的危险性显著降低，但这项研究的覆盖面较小，一方面人种因素可能存在影响，另一方面研究的患者数量较少，不一定具有普适性。"

"那也是有一定的价值呀！还有没有别的参考结论呢？"老赵顿时开心了许多。

"我国也有调查结果表明，在阿尔茨海默病患者群体中，约有三分之二的人群存在营养不良，这与多数阿尔茨海默病患者有拒食、挑食和食欲不振等症状有关，"胡医生微微一笑继续补充道，"这也提示我们，虽然膳食营养的最佳摄入量或许不能阻止阿尔茨海默病的发生，但不良的饮食习惯和不均衡的饮食摄入，则会增加包括大脑认知功能损害在内的许多与年龄相关疾病的发生概率，而国内外多项研究结果表明，充足的营养干预能部分改善认知功能。"

"真的呀！那就是说，对于患有阿尔茨海默病的老人家来说，做好日常的营养摄入，保证充足的饮食量，对于延缓疾病的进展也是有积极的正面意义呀！不过现在家里老太太总是不愿意吃饭，这也是个头疼的问题。"老赵发愁道。

"很多阿尔茨海默病患者都会有食欲不振或者挑食表现，这需要家属有充足的耐心，找到合适的方式，摸索患者的饮食喜好和进食习惯，还要提供足量的营养元素，这是一个需要长期坚持且不轻松的工作呀。"胡医生急忙鼓励道。

"好的，谢谢胡医生，我这就回家告诉我家那口子去！"老赵连忙起身道谢。

知识小贴士

肌少症的发生率随着年龄的增长而增加，且在阿尔茨海默病患者中更为普遍。有研究报道，轻度认知障碍（MCI）和阿尔茨海默病（AD）患者的肌少症患病率高于认知正常的老年人，而且年龄较大、身体质量指数低和低活力与 MCI 和 AD 患者的肌少症有关。

食欲不振是早期 AD 患者最常见的症状之一，患者食物摄入量减少，体重减轻。食欲不振的原因是多方面的，与抑郁、进食时难以保持注意力、活力降低、合并症较多、不使用抗 AD 药物以及患者使用精神药物等有关。

　　营养方面的问题，尤其是体重减轻，在早期 AD 患者中很常见，但其详细机制尚不完全清楚。有研究表明，AD 患者的体重减轻是由于食欲不振导致能量摄入减少、基础代谢增加，以及行为障碍导致能量消耗增加引起的。随着 AD 的进展，AD 患者的脂肪量也会减少，而随着年龄的增长，健康老年人的脂肪量通常会增加或不变。

　　肌少症与早期 AD 患者的日常生活活动 (ADL) 受损有关。因此，识别与 AD 患者肌少症相关的因素可能有助于防止其丧失独立性，从而避免 AD 患者生活质量恶化和 AD 患者照顾者生活质量恶化。

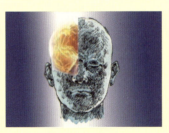
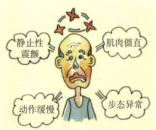

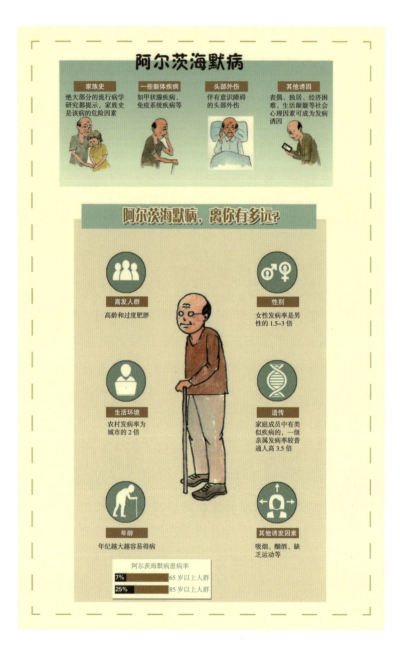

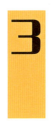

通过改善消化道功能预防肌少症

老李身材瘦小，经常感到乏力。去年，他被确诊为肌少症，随之而来的身体问题让他头疼不已。这一天，他来到了营养科胡医生的诊室。

老李躺在检查床上，抬起手满怀哀怨地指了指自己的肚子说道："胡医生啊，我发现自己最近总是消化不好，不想吃饭，还总便秘。"

胡医生笑着拍了拍老李的肩膀："别担忧，老李。听我给你分析一下，这有可能和肠胃蠕动和肌肉萎缩有关。"

老李疑惑地看向胡医生："与肠胃蠕动和肌肉萎缩有关？我可不是超人，肌肉没那么大力量哦！"

胡医生听后笑了："你知道吗老李，其实我们的肠道就像一条运输线，而肌肉就像那些控制运输线运作的工人，负责推动你的食物到达指定的消化道地点进行消化及吸收。如果肌肉萎缩了，就相当于消化工厂的员工减少了，所以你的肠胃功能不如以前那么高效率了。"

这种象征性的比喻引出了老李的趣味想象："那我现在的状况是不是就像工人罢工，运输线停运，所以消化道功能下降，营养得不到吸收，进而又导致肌肉无法得到补充，由此形成一个恶性循环呢？"

胡医生赞同地说："说得不错，老李！不过不用害怕，有很多方法都可以帮你打破这个恶性循环。"

"那要怎么做呢？"老李有些急切地问道。

"我们需要保持健康的饮食习惯，食品种类的选择要多样，避免过度摄入糖分和脂肪。其次，应控制饮食量，避免进食过快和过饱，以免引发胃食道反流。此外，定时排便，保证充足的睡眠和适量的运动都有助于消化系统的健康。最后，我们还可以通过调节肠道菌群来改善消化道功能。"

老李拿起笔认真地记录，但还是产生了疑问："那我便秘和这些有关吗？"

胡医生继续解释道："肠道主要有两类肌肉，一是平滑肌，它们负责推动食物通过肠道；二是环状肌，它们有助于控制消化道口和开口的开和闭。如果这些肌肉的正常工作受到干扰，例如平滑肌不再有效地推动食物，或环状肌不能正确地控制门户的开闭，那么就可能导致便秘或胃食道反流。"

"那不就相当于消化工厂的工人懈怠不运输大便了，好不容易运点过去，结果门口保安不让出去！"老李幽默地打了个比方。

"对！理解非常到位！"

老李嘿嘿一笑，继续问道："那胡医生可以再给我解释一下为什么会引起胃食道反流吗？我有时候会感觉反酸、胃灼热，是不是和这个有关呀？"

"是的，胃食道反流就是环状肌，我们又称之为食管下括约肌的功能失常导致的。当我们吃东西时，食管下括约肌会放松，允许食物进入胃。在食物通过后，这个肌肉会马上关闭，防止胃内的食物和胃酸反流回食管。但是如果患了肌少症，食管下括约肌的功能就会出现问题，食物和胃酸会有时会反流回食管，引起如反酸、胃灼热等症状。"

见老李有些挠头，胡医生反应过来自己用的专业术语还是太多了，又继续解释道："你就把它想象成矿泉水瓶，需要往里装水时就打开盖子，不需要时就关上盖子，若盖子关不上，里面的水就会洒出来。"

"我明白了，"老李恍然大悟，"看来我要好好调整我的饮食习惯，改善我的肠道环境。"老李鼓起了劲头，决定从养成良好的日常习惯做起，从内到外改变自身的健康状况，从而促进肌少症的恢复。

胡医生微笑地点了点头："很好！记住，我们的肠道对我们的健康及促进疾病的恢复有着重要的影响，要好好照顾它。"

老李满怀希望地看着胡医生，一股新的活力自身体内部涌现，他激动地说道："我一定会的！"

知识小贴士

告别误区，真正的养胃方法在这里：

（1）不要吃太饱。

吃得过饱所带来的直接危害就是胃功能受影响，肠道负担加重，引起消化不良。此外，人体胃黏膜上皮细胞寿命较短，正常情况下，每2~3天胃黏膜就会修复一次，如果上顿的食物还未消化完，下顿的食物又填满胃部，胃始终处于饱胀状态，胃黏膜不易得到修复的机会，胃大量分泌胃液，会破坏胃黏膜，产生胃部炎症，导致消化不良。长此以往，还可能发生胃糜烂、胃溃疡等疾病。

（2）少吃难消化食物。

食物只有消化后才会被人体吸收，人体才能获得营养。但是有些食物很难消化，不仅不能被人体充分吸收，而且对肠胃的伤害也很大。

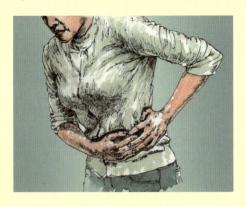

（3）细嚼慢咽。

充分咀嚼能促进胃液分泌，同时将食物磨得很"细"也有助于食物的消化吸收，减轻消化系统的负担，这对于老年人和胃肠功能欠佳的人尤其重要。

巧用锻炼，促进消化功能。

（1）胃疼：坐地高抬双腿。

这种锻炼方法能抬升横膈膜，减轻胃部和肝部所承受的压力，从而缓解胃部痉挛、上腹部疼痛等。

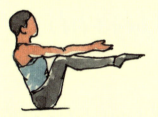

（2）便秘：快步走。

大幅度地摆动手臂，大步跨走，可起到加速肠道蠕动的作用，有助于排出宿便。

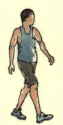

（3）腹泻：盆底肌锻炼。

这种锻炼也叫"凯格尔运动"，可增强盆底肌的力量，最简单的方法就是坐在马桶上排尿时，短暂停止尿流。正确、持续地进行凯格尔运动，有助于预防骨盆器官脱垂，改善功能性腹泻、大便失禁等。

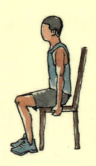

（4）腹胀：仰卧起坐。

仰卧起坐是简单高效的锻炼方式，它不仅能塑造坚硬结实的腹肌、燃烧腹部脂肪，还有助于加强消化功能，预防和缓解腹部胀气、胃部胀满等胃肠道动力不足的症状。

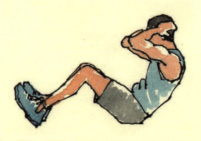

（5）消化不良：向前抱腿。

该动作可让内脏进行大幅度的"翻转"，相当于对消化器官进行一次"按摩"。做法：双脚合拢站立，上半身尽量向前弯曲，双手向下伸，放在小腿上或抱住小腿，保持 10~15 s。

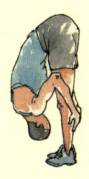

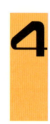

4 通过中药食疗预防肌少症

一个阳光明媚的周二上午，秋高气爽，诊室外热闹非凡。门诊叫号系统的声音响起，喊的是王先生的名字。

一位白发苍苍、约 60 岁的男性患者上气不接下气地走进诊室，小心翼翼地打开门，担忧地说："李大夫，我最近食欲不振，胃中总有不适感，体重也下降超过了 5 kg。"

"请坐，我们来慢慢聊。"李医生安抚地说，他的语气使得诊室中的紧张气氛有所缓和。李医生详细询问了王先生食欲不振、大便不成形等症状的起止时间，然后让王先生先测一下体重，以便对他的身体状况有个大概的了解。

"看你的情况，我建议先做一些相关的检查，包括四肢骨骼肌肉指数、肌肉力量和躯体功能。"李医生一边说一边递给王先生几张检查单。

王先生带着满腔的担忧去做检查，半小时后带着一堆的检查结果回到了诊室。"你确实得了肌少症。"李医生在认真查看了王先生的检查结果后，决定告诉他实话，并以此作为确定下一步治疗方案的依据。

看到王先生脸上闪过的困惑和恐惧，李医生赶忙安抚他："王叔，你不必过于惊慌，肌少症不是绝症，它可以通过我们的治疗逐渐康复。"

经过望闻问切，李医生综合病史和检查结果，诊断王先生得了肌少症，中医也称为痿证（脾胃气虚证）。李医生为王先生开了一份"归脾汤加味"的药方，同时建议他在日常饮食中尽可能多吃一些有益于恢复和改善脾胃功能的食物，如茯苓、芡实、陈皮、莲子、山药、薏米、红豆等。

在这些食物中，茯苓可以健脾利湿，芡实具有补脾止泻、益肾固精的效果，陈皮能健脾去湿，山药能补脾肾、益肺气，而红豆能够健脾利湿。这些药膳食材都是"天然药补佳品"，在日常生活中也容易获取。一周后，王先生来诊室复诊时神采飞扬，高兴地说："李医生，你开的这些药和食谱调配得真好，让我太感动了。服药5天以后我就觉得肚子不那么胀了，现在的食欲也比以前好，大便也基本成形了。"李医生耐心地和王先生分享肌少症的知识，并鼓励他保持良好的生活习惯。

经过与李医生的这次交谈，王先生对肌少症有了更深的理解，也知道在日常生活中可以用药食结合这种独特的方式保养脾胃。他满心欢喜地带着药方离开了诊室，脸上写满了获得生活主动权的信心与期待。

知识小贴士

中医学并无"肌少症"的病名，临床根据肌肉瘦削、软弱无力等表现，将其归属于"痿证"范畴。"痿证"病名最早见于《黄帝内经》，指肢体筋脉弛缓、软弱无力，不得随意运动，日久不用而致肌肉萎缩或瘫痪。痿证病位主要在肌肉筋骨，并涉及五脏。先天禀赋不足与后天失于濡养，气血津液耗损，是痿证的基本病机，与五脏密切相关。

传统中医认为脾主四肢，脾气健运，则肌肉丰盈而有活力，如脾气失运，则肌肉萎缩不用，脾健则四肢强劲。若脾气虚弱，中阳不振，气血不足，津液不布，则脏腑、肌肉无以充养，故肌肉萎缩，倦怠乏力，肢体痿弱不用。《黄帝内经》提出"治痿独取阳明"，其意重在健脾养胃、益气养血之法，脾胃健旺，则饮食渐增，气血津液充沛，五脏六腑功能正常，筋脉得养，有利于痿证恢复。根据辨证论治，其中八珍汤、补中益气汤、参苓白术散等经典方都可以作为痿证中药治疗的首选。

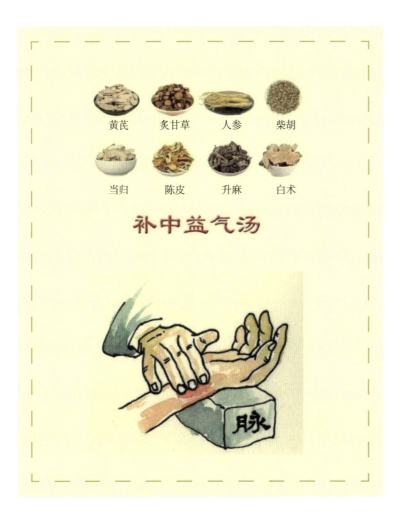

黄芪　　炙甘草　　人参　　柴胡

当归　　陈皮　　升麻　　白术

补中益气汤

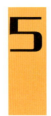

5 容易引起肌少症的疾病的营养预防

老王已经退休快 10 年了，得糖尿病也快 10 年了，偶尔测下血糖，空腹血糖 10 mmol/L 左右，想着吃了饭血糖就会升高，所以老王几乎不测餐后血糖。老王自我感觉挺好，常和老伴说："我又没啥不舒服，血糖高一点，不就是管住嘴，迈开腿嘛。你一会儿少煮点饭，我晚上不吃饭，煮点白菜，弄点豆花，我多吃点菜，还有昨天炒的肉片够你吃了，就不用做什么肉菜了。一会儿吃完，我们俩去广场走走，看看跳广场舞的去。"

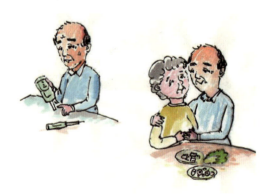

日子在平淡中一天天过去了。然而从某天起，老王开始发现好像走路没什么力气，上下楼觉得腿没力，刚开始觉得是饭

吃得少造成的。后来某天老王还差点摔倒，多亏老伴给拉了一把。之后，老王也就不太敢出门了。

有一天，老伴念叨着："你这个吃太少了嘛，走路都要走不稳了，摔了咋办哦，年纪也大了，去医院看看吧。"

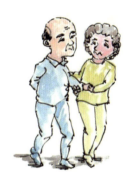

老王反驳道："就你懂，我自己的身体自己还不知道啊。"后来又有一次上楼梯时差点摔倒，老王自己心里也开始打鼓了，想着会不会是糖尿病并发症啊？所以赶紧去了医院。

医生给做了检查后告诉老王："平时血糖控制得不好，你看你的糖化血红蛋白的指标有9%了，而且已经出现糖尿病的慢性并发症了，你的降糖方案需要调整。还有你的饮食结构不太对，建议你到营养科去咨询下。"

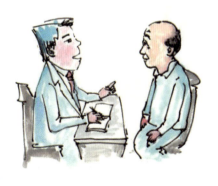

老王心里想着：这营养科有什么好看的啊？我吃得可清淡了，吃得也不多。但老王还是遵从医生的建议去了营养科。营

养科医生询问了老王目前的疾病情况及饮食、运动情况，安排其做了握力测定、小腿围测定，结果很快就出来了，握力为 24 kg，小腿围为 32 cm。随后，老王又进行了人体成分分析检查，结果显示四肢骨骼肌指数为 6.2 kg/m^2。医生作出诊断为肌少症。

老王很吃惊："肌少症？是糖尿病引起的并发症吗？"

营养科医生解释道："糖尿病患者确实比一般患者容易发生肌少症，肌少症是一种合并症，也就是说容易同时发生。一是血糖未控制好，胰岛素的相对或绝对缺乏，导致身体的蛋白质分解增加，合成减少，出现肌肉量的减少；二是很多糖尿病患者因为害怕血糖增高而过分地控制饮食，只敢吃素菜，减少了高蛋白质食物的摄入量，如瘦肉、鸡蛋等，导致蛋白质摄入不足，再加上没有进行规律的抗阻运动，导致肌肉减少。比如王叔叔你就是这样，我们应该是在每日总能量控制的基础上该吃的要吃，但不能多吃，饭、肉、菜、蛋、奶都应该有，食物种类多样化才能营养均衡。而且只吃素菜，相对于有肉有油的混合餐来说吸收更快，餐后血糖反而更高哦。"

老王说："那我该怎么办呢？"

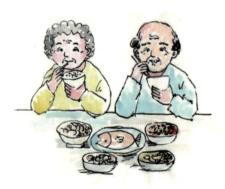

营养科医生又解释道："因此糖尿病患者想要预防肌少症，除了规律应用药物控制好血糖，减少糖尿病相关并发症的发生外，还要学会饮食搭配，做到科学饮食，保证充足的蛋

白质摄入的同时，又不过多地摄入能量和脂肪。而规律的抗阻运动除了增加肌肉量，还可以帮助控制血糖哦。"

在营养科医生的饮食和运动指导下，3 个月后，老王觉得身体好了很多，再次到营养科做了人体成分分析检查，显示四肢骨骼肌指数为 $7.2\ \text{kg/m}^2$，比之前增加了。老王感慨说："真想不到吃也有这么大的学问，什么都不能想当然啊！"

知识小贴士

（1）肌少症与糖尿病常如影随形。

肌少症往往与糖尿病等慢性疾病如影随形。骨骼肌是人体最大的糖原储存器官，骨骼肌组织减少会降低储存糖原的能力。所以，骨骼肌就像储存血糖的仓库，少了骨骼肌，就会促使高血糖的发生。

生活中，为了维持血糖的稳定，许多糖尿病患者只关注饮食中糖的摄入，而忽略了其他营养的均衡，使得骨骼肌质量减少。并且有研究发现，糖尿病伴肌少症的患者较普通糖尿病患者体力活动水平更低。体力活动水平低会加剧骨骼肌力量的下降。骨骼肌质量及力量的下降使得糖尿病患者下肢无力、平衡力下降，跌倒风险升高，所以如果不重视肌少症与糖尿病，它们将会相互作用，最终形成恶性循环，严重影响患者的生活质量。除此之外，还会导致认知障碍、精神异常、吞咽障碍、睡眠紊乱等问题。

（2）糖尿病患者如何预防肌少症。

糖尿病患者可以通过规律、合适的运动疗法，科学饮食及规范使用降糖药物等来预防肌少症。

肌少症已经成为老年人常见的疾病，在糖尿病患者中更是多见。血糖和肌肉是相互作用的，所以要想改善骨骼肌，就要控制好血糖。需要注意的是，过胖的糖尿病患者的肌肉间隙中可能有脂肪沉积，影响肌肉的质量和功能，想要增强骨骼肌，需注意减脂，并保持适宜的体重。

a）规律、合适的运动疗法。

运动在糖尿病管理中占重要地位。运动可增加胰岛素敏感性，有助于控制血糖和身体质量。对于肌少症患者来说，积极健康的生活方式以及适当的运动，可以延缓肌肉量丢失，有效维持其生理功能。研究证明，规律、合适的抗阻力训练结合适当的有氧运动是一种经济、有效的干预手段，对有效控制血糖、改善老年糖尿病患者的病情有很大帮助；同时可以促进肌肉力量和功能的恢复，减少跌倒及活动障碍的发生。

《中国老年糖尿病诊疗指南（2021 年版）》推荐老年 2 型糖尿病患者运动应以低等、中等强度的有氧运动为主，包括快走、跳健身舞、做韵律操、骑自行车、慢跑等；尤其是增强下肢肌力和平衡能力的锻炼，可降低老年糖尿病患者的跌倒风险，预防肌少症。

b）科学饮食。

营养摄入不足是肌少症发生的重要危险因素，老年糖尿病患者因饮食不合理或控制血糖等原因，往往存在营养不良。对于肾功能正常的老年糖尿病患者，合理、均衡摄入各种营养物质，对保证其健康状况，纠正代谢紊乱非常有益。

（a）保证食物多样性，养成合理的膳食习惯。饮食方面要做到食物多样、主食定量、肉蛋奶豆蔬果丰富、少油、少盐、少糖，在控制血糖的同时，保证每日能量和营养素摄入充足。

肌肉的生成离不开蛋白质，故需增加蛋白质的摄入，优质蛋白质（如鱼类、蛋类、奶类等）占比达到一半以上。

（b）保持适宜体重。我国成人正常身体质量指数应保持在 18.5 ~ 23.9 kg/m^2 之间，身体质量指数 = 体重（kg）/ 身高^2（m^2）。每月检测一次体重，保证身体质量指数在适宜范围。

（c）优选全谷物和低血糖生成指数（GI）食物。多选低 GI 食物，其中全谷物和杂豆类等低 GI 食物应占主食的 1/3 以上，少吃糕点、含糖饼干、油条、油炸饼等升血糖快的食物。

（d）清淡饮食，限制饮酒。培养清淡口味，每日烹调油使用量宜控制在 25 g 以内，少吃动物脂肪，适当控制富含胆固醇食物的摄入，预防血脂异常。食盐摄入量每日不宜超过 5 g。足量饮用白开水，也可适量饮用淡茶或咖啡，不喝含糖饮料。

（e）规律进餐，合理加餐，促进餐后血糖稳定。进餐规律，定时定量，是维持血糖平稳的基础。不暴饮暴食，不随意进食零食、饮料，不过多聚餐，减少餐次。

c）规范使用降糖药物。

降糖药物的使用是控制血糖的重要手段之一。

且降糖药与肌少症之间的关联已有报道，如胰岛素可以促进蛋白质的合成；二甲双胍可以增加肌肉质量，减轻身体质量，降糖药在一定程度上可以防止老年糖尿病患者肌少症的发生。

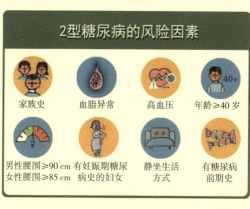

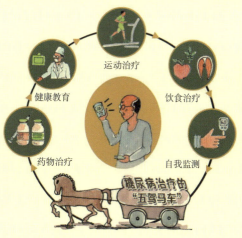

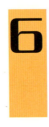

6 适当运动和良好的生活方式可以预防肌少症

一年有四季，一生有幸福和悲伤。对于正值暮年的林奶奶来说，健康的身体是幸福之源。然而，一场意外打乱了她平静的生活，同时也给她带来了未曾有过的挑战。

坐在医院的诊室内，林奶奶的孙子小刘抚着林奶奶微皱的右腿，愁眉苦脸地说："胡医生，我奶奶3个月前不小心骨折了，手术也做了，但是现在走不了路，右腿没有力气。我们听说您的医术高明，所以带奶奶过来咨询一下。"小刘语气紧张，显得有些不知所措。

眼前的这位年长者，是富有医术和人道主义精神的胡医生。胡医生让小刘沉住气，然后对林奶奶进行一番详细的评估，发现她的右侧大腿肌肉明显萎缩，关节也发生痉挛。他慎重地问道："你奶奶术后是不是一直在床上躺着？有没有做过康复运动呢？"

小刘急忙回应："手术后她就一直在床上躺着，因为只要稍微动一下，她就会疼痛难忍，所以很少做康复运动，每天就在床上稍微活动一下，运动量极其有限。"

胡医生听后沉思了片刻,然后点了点头:"明白了,你奶奶现在的情况主要是由术后长期卧床所致。我们都知道,肌肉如果长期不用,肌力就会消减。具体到你奶奶的情况,长期卧床不动导致了肌肉逐渐萎缩,这就是我们所说的失用性肌肉萎缩。不过,幸运的是,这种情况是可逆的,只要进行适当的肌能复健和康复训练,肌肉就可以逐渐恢复到以前的状态。但是,需要注意的是,肌肉萎缩发生得迅速,而恢复则需要相当长的一段时间。"

听到这个信息,小刘的心头沉了下来,他紧张地问:"那我奶奶恢复需要多久呢?"

胡医生平和地回答:"通常来说,恢复需要的时间是萎缩时间的 3 倍。也就是说,如果她花费 1 个月的时间能恢复到可以进行一些适度的锻炼,那么可能需要花费 3 个月才能完全恢复肌肉力量。"

胡医生的回答让小刘的眼神变得更加迷茫,他追问:"那我奶奶该怎么做才能够更好地恢复呢?"

胡医生笑了笑,接着解释:"我建议你回家后让她进行股四头肌静止收缩运动、踝泵运动、直腿抬高练习等,这些都可以帮助她恢复肌肉力量。一旦她能自己站立行走,就可以开始做举哑铃、拉弹力带等强度较高的训练。同时,也要注意生活作息,加强营养,保持积极的心态。在饮食方面,建议多吃一些营养丰富的食物,来补充身体所需的营养,帮助肌力、肌肉的恢复。"

小刘听后颇感震惊,回过神后他连忙道:"好的,谢谢您,胡医生，我们会按照您的建议做的。"小刘满脸认真，显然他已经下定决心，要帮助奶奶在接下来的日子中勇敢地面对挑战，并为她的康复付出更多的努力。

知识小贴士

（1）股四头肌静止收缩运动。

方法：先将双腿伸直，用力绷紧后再放松，绷紧状态维持5~10 s，交替进行。刚开始时2~3组／天，10~20个／组，逐步增加到3~5组／天，30~50个／组。

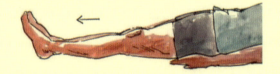

（2）踝泵运动。

方法：患者平躺在床上，先让足背尽量后伸，同时维持后伸状态5~10 s，然后再缓慢地改为背伸，依然维持5~10 s，如此为1个回合；或者按顺时针或逆时针转动脚踝。每天3次，每次10~20回，之后逐步增加训练量。

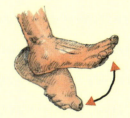
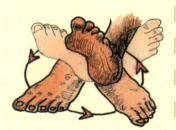

（3）直腿抬高练习。

方法：患者取仰卧位，膝关节伸直，足踝背伸，直腿上举，离床20 cm，维持5~10 s，再将腿缓慢放下。每天2~3次，每次5~10回，之后逐步增加训练量。

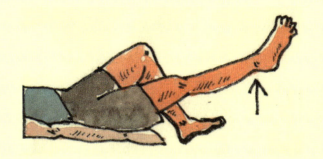

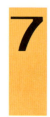

7 如何居家改善和强化平衡功能

"胡医生，我父亲前段时间出门买菜时跌倒摔伤了，幸好有热心的街坊邻居送到医院，检查下来没有骨折或是脑出血，但做检查的医生告诉我，我家老爷子长期营养不良导致了肌肉和骨骼功能减退，现在平衡功能受到了影响，患了名叫'肌少症'的疾病，以后也会有很高的跌倒风险。可我们工作繁忙，根本没有时间整天陪着他老人家呀，请问有什么办法能够改善这种情况吗？"赵大姐一进门说话就像连珠炮一般，眼神里充满了焦急。

"赵大姐您先坐下来，平缓一下心情，"胡医生笑着说，"肌少症是一类随着年龄增长而逐渐出现的与老化相关的全身骨骼肌肌肉量与肌力减少、功能下降的临床综合征。我们都能够理解，随着老人年龄增长，肌肉和骨骼的功能肯定会逐渐衰退，或者某些患者因为各种原因长时间制动、卧床，肌肉也会萎缩、废用，就好像机器一样，用久了或是太久不用了，也会老化，这就是肌少症的由来。"

赵大姐醍醐灌顶："啊，我好像能理解，对于老年人来说，年纪大了，肌肉力量下降，以前能背得动的重物，现在就背不动了；而对于年轻人来说，我丈夫以前股骨骨折卧床很久，康复以后那条腿的力量也要差一些，经过了长时间的锻炼才恢复正常，这两种情况就是肌少症吧？"

"没错，不过相对而言，我们把因为年龄因素导致的叫作原发性肌少症，而如您丈夫的那种情况，叫作继发性肌少症。"

"那因为年龄导致的原发性肌少症，患者出现了肌肉力量、功能下降就没有办法了吗？毕竟年龄可是无法改变的。"赵大姐慌了。

"莫慌、莫慌，"胡医生连忙安慰，"其实对于很多老年人而言，原发性和继发性的界线有时候并没有那么清晰，就比如说老人因为年龄大了以后不愿意吃东西、饭量减少，或是挑食、喜食素食，这当然有年纪大了消化道功能下降的原因，但因此而出现了营养不良、能量摄入不足，继而导致肌少症，你想想，这算原发性呢，还是继发性呢？"

赵大姐一时陷入了思考。

胡医生又继续补充："再比如，有很多独居老年人因为怕摔倒、出行不便等因素，活动范围常常局限在卧室、厕所和客厅，甚至现在很多老年人也有了手机瘾，长此以往腿部肌肉缺乏锻炼出现了肌肉萎缩，这算是年龄导致的原发性肌少症，还是失用导致的继发性肌少症呢？"

赵大姐理解道："这么说来，很多老年人都存在着类似的情况，甚至如饭量减少这类情况还是普遍存在的，那么有办法改善吗，总不能像小孩子一样逼着他们吃吧，老人家也确实吃不下呀！"

"首先，我们要判断该患者是否存在肌少症，老人家不能看到别的老人有了这个疾病，就默认自己也有，"胡医生解释道，"目前可用的诊断和评估参数是有肌肉量、肌肉力量、肌肉质量和躯体功能，需要前往医院在专业医生的指导下进行评估。"

"而我们居家可以进行简单的筛查，①小腿围，男性 <34 cm，女性 <33 cm；②肌肉力量，应用握力器测量，男性 <28 kg，女性 <18 kg；③躯体功能，5 次起坐时间 ≥ 12 s，或是 6 m 步速测试 <1 m/s。出现以上任意一种情况，就需要前往医院进行更明确的检查。

"居家可以做的干预呢，主要有三点：①改善不良的生活方式；②饮食干预，补充蛋白质；③运动干预，抗阻和有氧锻炼。

"一改善不良的生活方式。这我们当然都能理解，比如改变饮酒、吸烟、熬夜等不良习惯，当然，这也包括对慢性疾病的积极治疗，比如糖尿病、高血压等，这样才能预防和延缓肌少症的发生和发展。

"二饮食干预，补充蛋白质。据流行病学统计，营养不良是肌少症发生的重要原因，也是干预的主要靶点，推荐所有的肌少症老年人或可能发生肌少症的老年人进行必要的营养筛查，而根据营养评估结果给予足够的能量补充是保证肌肉量和肌肉质量的必要条件，尤其是足量蛋白质的补充。老人的口腔咀嚼功能下降，胃肠道消化功能明显减退，容易导致蛋白质摄入不足。因此，在自由进食的同时，进行口服营养补充（ONS），并根据病情个体化选择适宜的肠内营养制剂。对于非肌少症的 60 岁以上老年人来说，建议每日摄入 1.0~1.2 g/kg 体重的蛋白质；而对于明确诊断的肌少症患者，建议每日摄入 1.2~1.5 g/kg 体重的蛋白质；对于合并严重营养不良的肌少症患者建议每日补充 1.5 g/kg 体重以上的蛋白质。其中，富含亮氨酸的优质蛋白有利于蛋白质的合成，推荐肌少症患者亮氨酸每日最低摄入量为 55 mg/kg 体重。此外，β－羟基－β－甲基丁酸（HMB）是一种被广泛应用于健身人群或运动员的亮氨酸代谢产物，补充 HMB 对于肌少症具有有效的预防和治疗作用。

"三运动干预，抗阻和有氧锻炼。我们都知道运动能显著增加肌肉量和肌肉力量，其中又以抗阻运动最为明显，如我们常见的举哑铃。目前研究证实，抗阻训练联合营养补充（包括乳清蛋白、支链氨基酸、维生素 D 和 HMB 强化牛奶等）可以显著提高躯体功能、肌肉量和肌肉力量。从肌少症治疗角度来说，有氧运动和抗阻运动的作用并驾齐驱，有氧运动可以减少身体脂肪比例，减轻机体的慢性低度炎症，降低代谢性疾病的发生风险，且有氧运动还可以改善心肺功能、改善肌肉代谢以及整体的肌肉协调能力，进一步改善老年人的活动能力。因此，我们建议老年人选择多种方式的联合性运动来有效改善躯体功能，包括有氧运动、抗阻运动、拉抻运动以及平衡运动。

"只有在拥有良好的肌肉力量和躯体功能的前提下，才能保证老年人良好的平衡功能，才能预防跌倒、摔伤等意外事件的出现，甚至情况更差一些，即便发生了摔倒的情况，有良好的骨骼、肌肉基础，才能减少骨折、出血等意外事件的发生。"

"明白啦，我这就去营养科给我家老爷子挂号做个全面检查，谢谢胡医生。"赵大姐开开心心地说。

知识小贴士

　　（1）推荐所有60岁以上的社区老年人在社区医疗机构进行"筛查—评估—诊断—干预"肌少症诊疗流程。

　　（2）老年人往往合并多种慢性疾病，如高血压、2型糖尿病、冠心病等，运动需在基础疾病控制稳定后方可实施，并需要制订个体化的运动方案，以避免不适当运动造成的损伤和不良风险。

　　（3）老年人尽早改变吸烟、喝酒、久坐不动的不良生活习惯，并积极治疗与肌少症相关的基础疾病，以预防肌少症的发生。

　　（4）目前治疗肌少症的药物尚处于研究开发阶段，仍需要更多的临床应用证据支持。

第四章
营养治疗肌少症

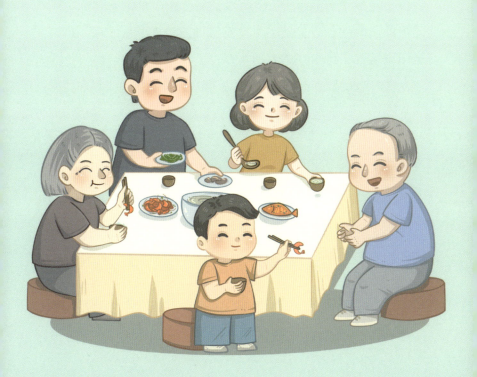

本章将重点讨论多方面的营养干预方法，为读者提供一套综合的营养治疗策略，帮助肌少症患者更好地应对疾病，提高生活质量，改善肌少症患者的健康状况。首先，我们将探讨如何针对口腔疾病患者制订合适的饮食方案，确保他们能够顺利进食并获得足够的营养。其次，本章将介绍如何改善吞咽障碍，帮助患者避免因吞咽困难导致的营养摄入不足。接下来，内容将聚焦于如何根据肌少症患者的特殊需求，合理制订个性化的饮食计划，确保他们获得支持肌肉健康的营养成分。此外，我们还将讨论益生菌在调整肠道菌群方面的应用，益生菌可以促进消化和吸收，进一步改善患者的整体健康。膳食补充剂的合理使用是本章的另一个重点，我们将介绍哪些膳食补充剂能有效帮助肌少症患者，避免不当使用可能带来的副作用。最后，运动康复对于肌少症患者的治疗也至关重要，我们将讨论如何结合营养治疗与适当的运动干预，提升患者的肌肉质量和功能。

1 口腔疾病患者饮食方案制订技巧

前面讲到黄阿姨因为戴假牙不适应，仅能进食少量的稀饭和面条，发生低血糖反应，差点因晕倒而就医。在营养科胡医生的指导下到口腔科安装了假牙后，黄阿姨重新返回营养科。

"胡医生，您好！我已经安装好假牙了，以后我会更加重视口腔健康，不再拖延疾病的治疗，我想请教一下我的口腔疾病与肌少症有什么关系呢？"

"口腔健康不良会增加老年人虚弱、肌少症、残疾和死亡的发生概率，而肌少症也可能会导致口腔健康的恶化。肌少症在引起全身肌肉量与功能下降的同时，也会累及与口腔吞咽功能相关的肌肉，如下颌舌骨肌、颏舌肌、腭咽肌等，从而导致咀嚼功能、吞咽功能下降。因此注重口腔卫生以及积极治疗口腔疾病是十分必要的。"胡医生娓娓道来。

"现在我还想请教一下最近需要注意什么？"

"定期检查牙齿状况，目前我国老年人口腔保健意识较为淡薄，表现为口腔健康知识缺乏，口腔健康行为差，并且重治疗而轻预防，易引发多种口腔疾病和相关并发症。预防是尽早发现口腔疾病的关键。然而，约98%的老年人看牙的原因是急慢性牙痛或其他口腔问题，定期进行口腔检查的老年人极少。"

黄阿姨点点头，非常认可这个观点，心里想如果自己早一些认识胡医生，早点到营养科就医就好了，说道："胡医生，我以后一定会定期检查口腔健康，牙齿或者口腔有任何不舒服及时就医，不会像这次小病拖成大病了。口腔科医生让我前三天进流质饮食，后面一周进半流质饮食。但我不太明白，所以想请教您一下。"

"流质食物在口腔中可以变为液体，流质饮食主要应用于像您现在一样的口腔、脸颊部及外科手术前后，还有发高烧，极其虚弱无力，急性胃肠炎、食道狭窄等病症患者。此类饮食只能短期内应用，作为缓冲期的饮食。"

"流质饮食主要有哪些食物呢？"

"稠小米汤，莲藕粉，杏仁茶，麦片粥，蒸鸡蛋羹，鸡蛋汤，骨头汤冲鸡蛋，牛乳冲鸡蛋，牛乳及乳制品，杏仁豆腐，冰激凌，豆浆，番茄汁，现榨果汁，水果茶，鸡汤，清骨头汤等。"胡医生耐心地解释道。

黄阿姨继续问道："那什么是半流质饮食呢？"

"半流质饮食是一种介于软饭与流质之间的饮食，它比软饭更易咀嚼和便于消化，纤维质的含量极少，而含有足够的蛋白质和热量。半流质饮食是将固体食物经由剁碎、绞细等机械方式处理，加入饮料或汤汁，调制成不需或稍加咀嚼即可吞咽的饮食。如有需要，可长期使用。常见的半流质食物有：肉松粥、汤面、馄饨、肉末、菜泥、蛋糕等。发热、口腔疾病、咀嚼困难、胃炎、肠炎等情况下，身体消化功能尚不能适应正常饮食，可采用半流质饮食，并应少吃多餐。"

"非常感谢，胡医生，我一定按您的要求安排饮食。"黄阿姨和她的朋友一起慢慢地走出营养科。

知识小贴士

怎样才算健康的口腔？世界卫生组织给出的标准是：牙齿清洁，没有龋洞，没有疼痛感，牙龈颜色正常，没有出血现象。

为让国民保持口腔健康，我国还出台了《中国居民口腔健康指南》。想让口腔更健康，要做到：

（1）每天至少要刷牙2次，晚上睡前刷牙更重要，还要记得饭后漱口。

（2）做到牙刷、口杯不混用；个人可根据自己所需选用牙膏和牙刷，提倡使用含氟牙膏预防龋病。

（3）提倡用水平颤动拂刷法刷牙。牙刷一般每3个月左右更换一次。如果刷毛发生弯曲或倒伏，需立即更换。

（4）提倡选择牙线或牙间刷辅助清洁牙间隙。可适当使用漱口水和口香糖。

（5）尽量减少吃糖次数，少喝碳酸饮料。晚上睡前刷牙后不能再吃东西。

（6）吸烟可使罹患牙周病风险增高5倍。孕妇吸烟或被动吸烟还可引起胎儿口腔颌面部畸形。

（7）提倡每年洗牙一次。洗牙过程中可能会出现牙龈轻微出血或牙齿短暂敏感，但一般不会伤及牙龈和牙齿，更不会造成牙缝稀疏和牙齿松动。

（8）每年至少进行一次口腔健康检查。如果口腔出现不适、疼痛、牙龈出血、异味等症状应及时就诊。

（9）及时修复缺失牙齿。

（10）选择正规医疗机构进行口腔保健和治疗，以防发生交叉感染等。

常见流质菜谱如下。

（1）谷物类：稠米汤、玉米粥、过滤绿豆汤等。

（2）蛋类：蛋花、蒸嫩蛋羹等。

（3）奶类：牛奶、酸奶等。

（4）菜类：新鲜菜汁、菜汤等。

（5）汤类：清炖鸡汤、肝泥汤等。

（6）水果：鲜果汁，如橘、橙、梨、葡萄等原汁等。

常见半流质菜谱如下。

（1）牛奶蛋花汤。

奶锅中放入适量的水，烧开，调味。喜欢吃甜的，放糖；喜欢吃咸的，放酱油、香油。而后放入事先调好的粉芡，汤浓后加入蛋花，最后加入烧开过的牛奶。

（2）肉饼蒸蛋。

五花肉斩成肉糜，放半个蛋清，放酱油、香油、味精、葱花、姜末拌匀，腌5~10 min，加清水，漫过肉糜。喜欢喝汤的可以多放些水。水中打入1~2个鸡蛋，上锅隔水蒸，蒸10~15 min。

（3）猪肝菜粥。

猪肝、蔬菜分别斩碎。猪肝加酱油（少放）、香油、料酒、生粉，拌均匀。炒锅上火，放油（少放）煸炒蔬菜。放高汤（没有高汤用清水加味精）。烧开后调味。氽入调好味的猪肝，猪肝断生后起锅。在汤中加入事先熬好的大米粥。

（4）豆腐肉末碎菜粥。

将新鲜瘦肉洗净，剁成碎末，将新鲜的青菜或胡萝卜洗净切碎，用少量的油煸炒肉末，然后加入豆腐、碎菜一起炒熟，快熟时加少量盐或酱油。也可在肉末、青菜中加少许盐，上屉蒸熟，然后用小勺搅散，备用。将做好的肉末豆腐碎菜放入煮好的稠粥内，拌匀后即可食用。

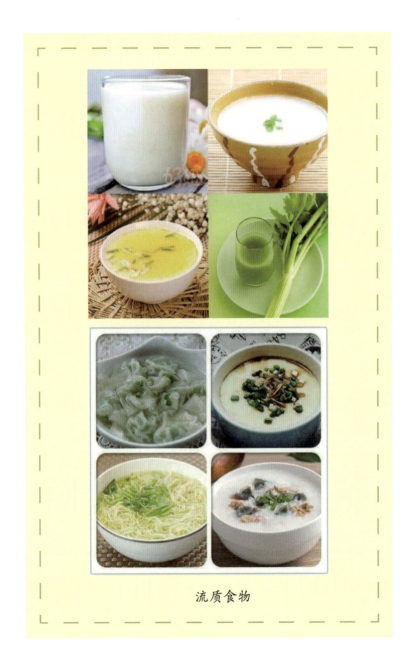

流质食物

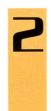

如何改善吞咽障碍

"胡医生，我家老爷子自从脑卒中以后，在吃饭时总容易呛到，尤其是喝水的时候几乎每次都会呛咳，前段时间还因此患上了'吸入性肺炎'，这究竟是怎么回事呀？"前来营养科咨询的赵大姐满脸焦虑，顾不上坐下便急忙开口问道。

"您家老爷子应该是出现了吞咽功能障碍，"胡医生察觉到赵大姐的焦急，温和地解释着，"有接近一半的脑卒中人群会出现这类症状，是脑卒中常见的合并症之一。"

"那这种情况严重吗，是怎么导致的呢？"听到胡医生的说明，赵大姐松了一口气。

"我们的气道和食道就像两条铁轨一般，分别从鼻腔和口腔起步，在会厌处交叉，经过会厌调控开合，又分别进入气管和食管，一旦因脑卒中等原因导致会厌功能下降，就好比岔道口的岔轨出现故障，本应进入食管的食物进入了气管，就引起了呛咳、误吸等情况。"胡医生在纸上画出两条交叉线，生动形象地为赵大姐进行说明。

"当然，并不是说出现了呛咳就说明一定是吞咽功能障碍，居家时可以通过简单的试验来进行评估。"胡医生继续补充道。

"哦,"赵大姐来了兴趣,坐下追问,"都有些什么方法呢?"

"比如三杯水试验,受检人取直坐位,分别饮用 10 mL、50 mL、90 mL 饮用水,饮用时不进行任何干扰,观察有无呛噎、咳嗽、音质改变或努力吞咽的表现。或者选择干吞咽试验,给受检人一定量有黏度的液体及食物,受检人 1 min 内至少吞咽 3 次,观察有无吞咽困难、吞咽启动是否延迟、误吸、音质改变、呼吸困难等表现。"胡医生向赵大姐介绍道。

听到这,赵大姐开始有些期待起来:"那我判断完以后,该怎么去改善这些问题呢?"

"这可以通过几个方面来改善,一是直接办法,首先喂食顺序讲究先易后难,还要让吞咽的食物尽量做到'密度均一';其次可以在喂食时将老人躯干与地面保持约 45°的倾斜角,可以利用重力的代偿作用帮助吞咽;接下来应当保持进食环境安静整洁,不可催促患者进食;最后尽可能让患者自己进食。

"二是间接办法,可尝试声门上吞咽法,让患者吸气—屏住呼吸—吞咽—吞咽后自主轻声咳嗽,以此流程进行,可有效减少吞咽阶段误吸的发生;也可尝试重复吞咽,先吞咽食物,随后干吞咽或是液体与固体交替吞咽;还可尝试舌肌训练,舌做水平、后缩、侧方及抬高运动,并用勺或压舌板给予阻力,也可指导患者将舌抵向颊后部,家属用手指指其面颊某一部位,患者采取舌顶推,以增强舌肌力量。

"三是补偿性策略,具体如下:①转头策略,将头转向咽肌麻痹的一侧,使食物不通过麻痹一侧,仅利用健侧咽的功能,提高咽对食物的推进力。②空吞咽与交互吞咽,空吞咽是指每次吞咽之后反复做几次空吞咽，防止食物在吞咽部聚集发生误吸；交互吞咽是指每次进食吞咽后饮少量的水，既有利于诱发吞咽反射，又能去除咽部残留食物。③点头伴吞咽，会厌谷是容易存留食物的部位，颈部先后屈，会厌谷会变得狭小，残留食物可能被挤出，继之颈部尽量前屈，形似点头，同时做空吞咽动作，就可以去除残留食物。"胡医生掏出提示卡为赵大姐进行讲解。

"哈哈，我明白了，这就立即回去对老爷子进行教学。"终于解开了心头困惑的赵大姐眉间愁云消散。

胡医生微笑补充道："大姐可不能操之过急，需要循序渐进、日复一日进行锻炼，而且最好是到医院在医生的指导下进行锻炼，才能确保安全。"

知识小贴士

（1）什么是吞咽功能障碍？

吞咽功能障碍是脑卒中常见的合并症之一，主要表现为吞咽困难、呛咳和发音不清晰。脑卒中导致的吞咽困难的特点是：不能将食团安全地从口中送入胃而产生误吸的风险。

（2）吞咽功能障碍有什么风险？

51%～73%有吞咽困难的脑卒中患者会发生误

吸，即食物或唾液侵入气道，并进入真声带以下的气管。误吸是导致肺炎最显著的危险因素。食物等误入气道还易引起吸入性肺炎，甚至窒息。患者还可因食物摄入不足出现水和电解质紊乱及其他营养成分缺乏，甚至出现白蛋白降低，进而影响脑卒中康复结局、延长住院时间、增加医疗费用，及提高死亡率和致残率。

（3）正常的吞咽过程包括哪些步骤？

a）口阶段。

（a）口准备阶段：口腔咀嚼食物，将食物与唾液充分混合形成食团，使食物适合吞咽。

（b）口自主阶段：舌和颊肌推动食团开始向后移动到进入咽部之前。

b）咽阶段。指食团从进入咽部到通过食管上括约肌进入食管的这一阶段，本阶段从气道改变为吞咽通道，喉入口关闭，食管入口开放几乎同时发生。

（4）如何判断是否存在吞咽功能障碍？

一般来讲，临床检查应该明确吞咽障碍是否存在，明确引起吞咽困难的部位和机制，明确可能的病因并推测吞咽障碍的过程。但这是一个需要完善的病史采集、体格检查、实验性吞咽功能检测以及量表评分的复杂过程，对居家判断不能完全适用。

居家可通过一系列简单操作来初步判断吞咽功能障碍：

（a）干吞咽试验。给受检人一定量有黏度的液体及食物，受检人1分钟内至少吞咽3次，观察有无吞咽困难、吞咽启动是否延迟、误吸、音质改变、呼吸困难等表现。

（b）三杯水试验：受检人取直坐位，分别饮用10 mL、50 mL、90 mL饮用水，饮用时不进行任何干扰，观察有无呛噎、咳嗽、音质改变或努力吞咽的表现。

注意：要遵循安全至上原则，最好有急救措施及急救人员。此外，从少量、容易吞咽的食物开始，从凉白开开始。预估误吸严重者应避免以上试验。

（5）吞咽康复的措施办法。

a）直接办法。

直接做吞咽动作改善吞咽病理生理状况，需要注意：进食体位；进食环境；食团性质（如大小、结构成分、温度、外观、味道等）；帮助饮食及吞咽策略。

（a）进食体位：利用重力的代偿作用，建议选择30°半卧位；如不能做到，也可将躯干与地面成45°或以上角度；如果不能坐起，还可以选择侧卧位。

（b）进食环境：如具备急救条件，备吸引器，或身旁有具备急救能力的急救人员，此外进食环境应安静整洁，对进食器具如勺子、吸管、杯子等也有具体要求。

（c）食物性质：根据吞咽困难程度及阶段，采取先易后难原则。容易吞咽食物的特征有：密度均一；有适当黏性，不易松散；黏稠的食物较为安全。

（d）帮助饮食及吞咽策略：①进食前采取任何适合患者的措施改善其口功能；②食物应从中线上提供，以便患者能嗅到、看到；③匙入口后，坚定地在舌三分之一处向下后压，并倾出食物，然后迅速撤出；④立即闭合患者唇和下颌，使头轻屈，以利吞咽；⑤原则上食团入口位置应利于舌的感觉与传送；⑥只要有可能就让患者自己进食。

b）间接办法。

（a）声门上吞咽：这一方法要求患者在吞咽前

和吞咽中自主屏住呼吸，然后关闭真声带。方法：患者吸气，屏住呼吸，然后吞咽，吞咽结束后紧接着自主咳嗽，这样理论上可以清除咽部的滞留食物。

（b）门德尔松（Mendelsohn）法：指吞咽时自主延长并加强喉的上举和前置运动来增强环咽肌打开程度的方法。方法：让患者在吞咽中自己感觉喉的提升，尽量延长喉在最大提升位置的时间。

（c）重复吞咽：连续吞咽2次，先吞咽食物，随后干吞咽。

（d）液体与固体交替吞咽。

（e）屏气-发声运动（pushing-exercise）：患者固定胸廓，声门紧闭之后突然声门大开，呼气的同时发声。

（f）吞咽肌群训练：①舌肌训练。舌做水平、后缩、侧方及抬高运动，并用勺或压舌板给予阻力；用舌尖舔下唇后转舔上唇，按压硬腭部。如果患者不能做自主运动，可由医生用纱布把持舌进行上下左右运动。当患者舌有一定运动功能后，治疗人员指导患者将舌抵向颊后部，治疗人员用手指指患者面颊某一部位，患者用舌顶推，以增强舌肌力量。

②面颊、唇等吞咽肌的功能训练。练习吹气、后缩、微笑等运动来促进唇的运动，加强唇的力量。类似的方法可应用于下颌的功能改善。练习发音来做张闭口动作，促进口唇肌肉运动。用指尖或冰块叩击唇周，也可短暂地做唇和颊肌牵拉、抗阻运动及按摩等。吸吮训练也是一种有效的训练面肌的方法，令患者做咀嚼动作，采用空咀嚼或咀嚼口香糖来训练咀嚼肌。

c）补偿性策略。

（a）转头策略：通常情况下，吞咽时食团在会厌谷水平分开，绕过上举的喉，然后在梨状沟会合，通过张开的食管括约肌进入食管。转头策略是将头转向咽肌麻痹的一侧，使饮食物绕过喉前的一侧，不通过麻痹侧，仅利用健侧咽的功能，提高咽对食物的推进力，提高咽吞咽效率指数（口咽通过时间／食团顺利通过量）。

（b）下颌下降姿势：能扩大会厌谷的空间，并使会厌向后移位，处于更加保护气道的位置。也能缩窄喉的入口，从而保护气道。但此策略不能减少梨状窝聚集食物的误吸，也不能使所有患者减少误吸。

（c）空吞咽与交互吞咽：空吞咽，每次吞咽之后反复做几次空吞咽，防止食物在吞咽部聚集发生误吸。交互吞咽，每次进食吞咽后饮少量的水，既有利于诱发吞咽反射，又能去除咽部残留食物。

（d）点头伴吞咽：会厌谷是容易存留食物的部位，颈部先后屈，会厌谷会变得狭小，残留食物可能被挤出，继之颈部尽量前屈，形似点头，同时做空吞咽动作，就可以去除残留食物。

（e）鼻饲：鼻饲管有不舒适性，鼻饲管可能因误放、错位，及带管时妨碍食管上括约肌的关闭而造成食物反流和误吸，并且长期放置鼻饲管会导致鼻和食管狭窄处溃疡、食管气管漏等并发症。

（f）经皮内镜胃造瘘：可显著降低6周死亡率，从57%降到12%。该方法可以提供连续充足的营养，减少因使用及反复插拔鼻饲管造成误吸及肺炎的风险。但这个方法不利因素包括：本身有较高的引起食管反流和误吸性肺炎的风险，伤口感染风险，容易阻塞而需再次手术等。

吞咽正确体位

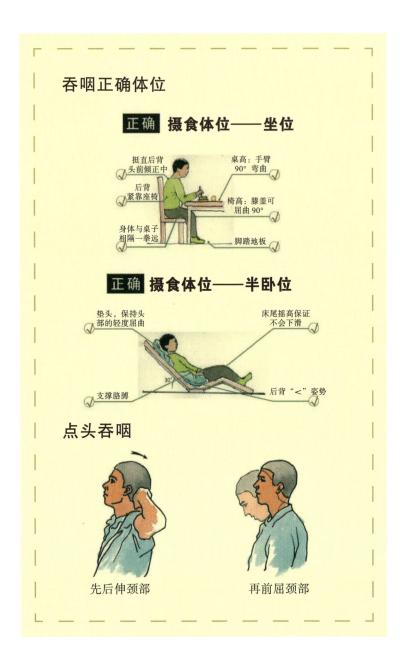

正确 摄食体位——坐位

挺直后背 头前倾正中
后背紧靠座椅
身体与桌子相隔一拳远
桌高：手臂90°弯曲
椅高：膝盖可屈曲90°
脚踏地板

正确 摄食体位——半卧位

垫头，保持头部的轻度屈曲
床尾摇高保证不会下滑
30°
支撑胳膊
后背"＜"姿势

点头吞咽

先后伸颈部　　再前屈颈部

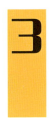

3 如何合理制定肌少症食谱

　　一周后，已经结束半流质饮食的黄阿姨再次出现在营养科门诊，经过胡医生的讲解，她深刻感受到通过饮食调节等方式带来的身体变化。此次前来的目的是因为肌少症这个病让她心神不宁，想继续通过饮食调节的方式减缓该疾病的进展甚至达到逆转的可能。

　　"胡医生，我又来了，真的太感谢您了，"黄阿姨激动地拉着胡医生的手说，"这次来想请你帮我看看接下来该怎么吃才更健康？"

　　"黄阿姨，人的味觉、嗅觉、消化吸收能力都随着年龄的增长而不断下降，所以饮食结构也会发生变化。"

　　"那有哪些变化呢？"

　　"平常买菜做饭，食物要多种多样，像肉蛋奶这些优质蛋白质要尽可能多吃些，肉可以煮软点炖烂点，你才嚼得动，蔬菜水果也不能少，只有合理搭配，营养才均衡。可以经常和老伴、朋友或者儿女一起吃饭，人多吃饭香。还有啊，一周左右称一次体重，看看有没有下降。"看到黄阿姨听得津津有味，胡医生很欣慰。

"'千金难买老来瘦'看来不一定好啊，我会多注意的。"

"一日三餐要吃好，规律吃。早餐最好有 1 个鸡蛋、1 杯奶、1~2 种主食，中餐和晚餐最好有 1~2 种主食、1~2 种荤菜、1~2 种蔬菜、1 种豆制品。这里说的主食包括全谷物、杂豆类和薯类，例如米饭、面条、面包、包子、馒头、粉丝、土豆、红薯等。各种鸡鸭鱼肉虾等选 1~2 种换着吃，每天至少 50 g，蛋每天 40~50 g（至少 1 个），每天喝 300~500 mL 液态奶，要经常吃豆腐、豆干等豆制品。蔬菜最好餐餐都有，每天至少 300 g，深色蔬菜占 1/2，可以选择质地比较软的蔬菜，比如黄瓜、冬瓜、番茄、木耳、蘑菇、海带、紫菜或者叶子菜等，尽量避免选择含粗纤维的蔬菜，比如说芹菜、韭菜这些。每天都要吃水果，选那种软的新鲜的水果，比如说草莓、猕猴桃、桃子、葡萄、橘子、香蕉、柿子、西瓜、芒果等，比较硬的水果或者蔬菜可以粉碎后榨汁，要记得现榨现喝哦。"说罢，胡医生便将整理好的食谱递给黄阿姨，同时列举并交代了可以替换的食物，最后嘱咐黄阿姨要坚持锻炼。

黄阿姨接过食谱看了看，心满意足地离开了。近日来就诊的肌少症老年患者越来越多，胡医生筹划着在社区为大家免费宣讲如何吃好一日三餐。

知识小贴士

老年人膳食指南核心推荐：

（1）食物品种丰富，动物性食物充足，常吃大豆制品。

（2）鼓励共同进餐，保持良好食欲，享受食物美味。

（3）积极户外活动，延缓肌肉衰减，保持适宜体重。

（4）定期健康体检，测评营养状况，预防营养缺乏。

高龄老年人（≥80岁老年人）膳食指南核心推荐：

（1）食物多样，鼓励多种方式进食。

（2）选择质地细软，能量和营养素密度高的食物。

（3）多吃鱼禽肉蛋和奶豆，适量蔬菜配水果。

（4）关注体重丢失，定期营养筛查评估，预防营养不良。

（5）适时合理补充营养，提高生活质量。

（6）坚持健身与益智活动，促进身心健康。

　　每天保证 12 个品种以上食材，每周累计要超过 25 个不同品种食材。掌握住这个基本要求很关键，先来分类细化：

　　（1）主食（谷、薯、杂豆）类：3~5 种 / 天。

　　（2）蔬菜、水果：4~6 种 / 天。

　　（3）鱼、蛋、禽 / 畜肉：3~5 种 / 天。

　　（4）奶、大豆、坚果类：2~3 种 / 天。

　　食材品种怎么归类？

　　葱姜蒜、花椒八角、酱油醋、糖盐酒——不算食材。

　　花卷、面包、面条、饼干——归面粉类。

　　米饭、米粉、米糕、米线——归米类。

　　肉片、肉丝、肉丸、排骨——归肉类。

　　青菜、茼蒿、萝卜、胡萝卜、豆腐——有 1 个算 1 种。

　　红豆、黑米、薏苡仁、花生米、莲子、燕麦、小米、大米——有 1 个算 1 种。

　　每天保证 6 个"一"、2 个"250"。

6个"一"：一杯奶、一个鸡蛋、一百克（100 g）鱼/禽/畜肉、一斤（500 g）蔬菜、一两（50 g）豆、一把果。

2个"250"：250 g主食、250 g水果。

水是很重要的，每天至少喝水1500 mL。

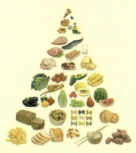

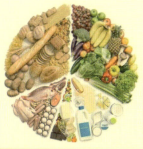

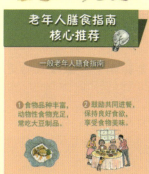

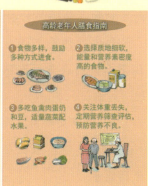

知识小贴士

食谱制订。

（1）计算法制订食谱。

①计算能量：根据推荐摄入量（RNI）、年龄、身高、体重、劳动分级计算能量。

②宏量营养素全日供能量：计算宏量营养素全日应提供的能量。

③宏量营养素数量：折算宏量营养素全日需要数量。

④计算每餐营养素需要量：计算3种能量营养素每餐需要量。

⑤确定主副食品种和数量：根据食物成分表，确定主食和副食的品种和数量。

⑥食谱的评价与调整：计算食谱提供的能量和各种营养素的含量，与膳食营养素参考摄入量进行比较。

（2）食物交换份法制订食谱。

①计算能量：根据年龄、身高、体重、劳动分级计算能量。

②查询能量查交换份数表：在食物交换份数表中查询对应能量的食物份数组合。

③确定餐次，分配每餐份数：根据患者饮食习惯确定餐次安排，确定食谱份数框架。

④选择合适的食物：根据经济—效益、口感、饱腹感、多样化等原则选择食物。

⑤食谱的评价与调整：计算食谱提供的能量和各种营养素的含量，与膳食营养素参考摄入量进行比较。

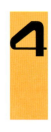

4 如何合理使用益生菌等调整肠道菌群

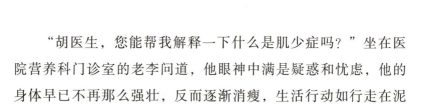

"胡医生，您能帮我解释一下什么是肌少症吗？"坐在医院营养科门诊室的老李问道，他眼神中满是疑惑和忧虑，他的身体早已不再那么强壮，反而逐渐消瘦，生活行动如行走在泥泞的小路上，每步都需要费尽全力。

"肌少症是一种症状，主要表现是人体的肌肉质量和功能降低。在最新的研究中发现，肠道菌群多样性和组成发生变化时，有益菌代谢产物降低，进一步促进慢性炎症和合成代谢抵抗，最终导致肌肉尺寸减小、肌肉功能受损和不良的临床结果。最新的研究结果支持'肌肠轴'的存在，并且由于营养是肠道菌群组成的主要决定因素之一，也参与了肌少症的发病机制，因此肠道菌群的角色可能正好处于这两个因素之间，成为一个交叉点。"胡医生察觉到老李的困扰，于是开始耐心地解释道，话语不多，但包含着大量的专业知识。

"您有没有听说过肠道菌群？"胡医生转换了话题。

"肠道菌群？那是什么？"听到这个陌生的词，老李显得更为困惑。

胡医生笑道："您的胃口如何？"

老李没好气地说道："抱着个病体，谁还有心情吃饭！"

"那恰恰就是我们需要调整的地方。肠道菌群就像我们身体内的一个生态园区，它与我们的饮食习惯、健康状况，甚至是情绪状态都有关。"

胡医生深深呼吸了一口气，细心地开始解释，他举了一个例子："肠道犹如一片生机勃勃的森林，这片森林里共有三类居民，它们分别是森林的守护者、破坏者和旁观者。前两者的工作就像它们的名称一样，无须过多解释。至于那些看似袖手旁观的旁观者，实则像一簇摇摆不定的墙头草，它们善于评估形势，能敏锐地察觉哪方势力较大。若是看到守护者势力大，他们便悄然渗入，双方协作维护森林的稳态。反之，若破坏者势力强大，它们也会迅速转变阵营，参与破坏行动。"

见老李听故事听得津津有味，胡医生继续补充道："如同故事里讲的一样，森林的守护者就相当于我们肠道里的有益菌，破坏者是致病菌，旁观者是条件致病菌。它们之间就像一场精彩的权力斗争，只有当各方势力达到平衡，也就是保持稳态时，肠道才能正常为人体提供必需的营养。"

讲到这里，胡医生顿了顿，目光移到了老李的身上。老李感觉到视线的注视，回头凝视着胡医生："感觉挺玄乎，这些与我的肌少症也有关吗？"

胡医生微笑道："当然，良好的肠道菌群有助于改善肌少症的症状。肌少症患者常常体内营养摄入不足，肠道菌群则能帮助人体更好地吸收摄入的食物，提供肌肉恢复所需的各种营养素。"

听到这里，老李有些振奋地问道："那我该怎么改善我的肠道菌群呢？"

胡医生笑了笑，指向医院食堂的方向："规律饮食，多吃一些富含益生元的食物，比如全谷物、酸奶、苹果、大豆、洋葱等，都可以帮助肠道菌群的增殖。必要时也可以直接补充益生菌！"

"益生菌？那是什么？"老李的兴趣又被提了起来。

胡医生抬了抬眼镜，又举了一个例子："你把益生菌想象成你为有益菌请的外援，就好比你身体里的守护者眼看就要败了，这时你大手一挥，直接派出'大军'前去支援。"

"这个好，这个好！我不就是我自己身体的土皇帝嘛！哈哈哈，那胡医生可愿借兵啊？"老李听到胡医生那生动的比喻，也幽默了起来。

胡医生轻笑出声，他的手指犹如在键盘上滑翔，随即，一张处方便从打印机中滑落而出。他将处方递给老李时开玩笑道："这是'虎符'！请您拿好，切勿丢了，认符不认人哦！"

"好嘞！后会有期！"老李抱拳，颇有侠者之风，之前的焦虑早已一扫而空。

知识小贴士

（1）肠道菌群是什么？

肠道菌群是指人体肠道中的一种微生物群落，包括许多种类和数量庞大的菌种。它们与人体共生，在保持人体健康，防止疾病，调节免疫反应等方面起着重要的作用。

（2）益生菌是什么？

益生菌是一种能带来健康益处的活性微生物，通过食物或补充剂摄入体内，可以帮助改善肠道菌群的平衡，增强肠道壁的防御能力，抵抗致病菌的侵袭。常见的益生菌有乳酸菌、双歧杆菌等。

（3）哪种益生菌最有效？

益生菌的有效性不能一概而论，不同的益生菌有不同的作用，其有效性取决于个体的体质、营养状况和肠道菌群的构成。例如，一些益生菌对于改善便秘症状可能有好的效果，而其他种类的益生菌可能对改善肠道炎症更有效。因此，选择益生菌时最好是寻求医生或营养师的指导，根据体内肠道菌群的状况和自身需求，选择最适合自己的种类。

（4）市面上的益生菌有效吗？

并不是所有的益生菌产品都是有效的。益生菌是活体菌群，在制造、储存和使用过程中都可能失活。

在益生菌的选择上：首先要确保产品品牌信誉良好；其次确保产品包装完好，且在有效日期内；最后，建议在医生的指导下使用，以便找到最适合个人肠道环境的益生菌。

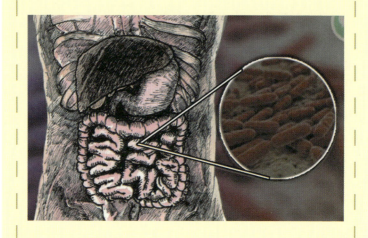

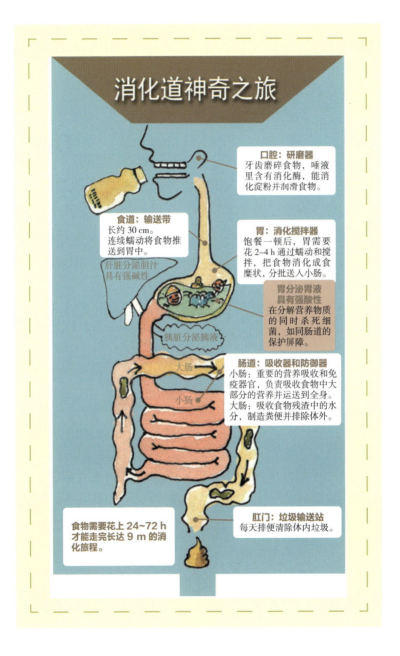

消化道神奇之旅

口腔：研磨器
牙齿磨碎食物，唾液里含有消化酶，能消化淀粉并润滑食物。

食道：输送带
长约 30 cm。连续蠕动将食物推送到胃中。

肝脏分泌胆汁具有强碱性

胃：消化搅拌器
饱餐一顿后，胃需要花 2~4 h 通过蠕动和搅拌，把食物消化成食糜状，分批送入小肠。

胃分泌胃液具有强酸性
在分解营养物质的同时杀死细菌，如同肠道的保护屏障。

胰脏分泌胰液

大肠

小肠

肠道：吸收器和防御器
小肠：重要的营养吸收和免疫官，负责吸收食物中大部分的营养并运送到全身。
大肠：吸收食物残渣中的水分，制造粪便并排除体外。

食物需要花上 24~72 h 才能走完长达 9 m 的消化旅程。

肛门：垃圾输送站
每天排便清除体内垃圾。

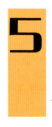

5 肌少症的中医食疗

　　在一个安静的午后，李医生的诊室显得不怎么宁静。小王带着他骨瘦如柴的父亲坐在对面，面带忧色。

　　"李医生，我父亲身体虚弱，饮食一直不好，骨瘦如柴，走路也不太稳。"小王焦虑地说出了心中的担心，他的父亲因为患有肌少症，身体日益消瘦，小王既无法接受这个事实，也无法忍受这样看着父亲病重的日子。

　　陷入困境的小王，决定寻求李医生的帮助，以期能借助食疗的力量，改善父亲的病情。李医生是一位温文尔雅的中医，他充满仁爱，始终坚持"人病结合"，给患者制订科学合理的治疗方案。

　　"小王，除了现在的药物治疗，你父亲的饮食安排也非常重要。无论是现在还是未来，我们都务必要保持信心，我会为你父亲制订一套个性化的中医食疗方案。"李医生安慰道。

　　"这个病并不可怕，我们需要做的是，同时从身体上和饮食上帮助你父亲恢复健康，"李医生拿出一张纸，开始详细地解释道，"对于肌少症，从中医看，患者脾胃虚弱，抑或痰湿内盛。如果我们要调理患者，就需要选用一些健脾益气、消痰湿的食物和药材，诸如茯苓、芡实、陈皮、莲子、山药、薏苡仁、红豆等，它们既可调理脾胃，又可消除体内湿气。"

小王急切地问："那在日常饮食中，有没有什么需要特别注意的？"

李医生温和地说道："首先，我们需要保持饮食规律，避免吃冷、生、辛辣、油腻等食物，这些都会增加胃的负担；接着，可以多进食一些滋补肌肉和增强体质的食物，比如山药、黑芝麻等。同时，生活中可以根据你父亲的口味，加入一些山药、冬虫夏草、炖鸡汤、香菜萝卜羊肉汤或芋艿鸭汤等药膳。"

"李医生，可以再说详细一点吗？"

李医生微笑着继续回答："药食同源的食疗方法，旨在满足饮食口感的同时，使药物的药力在体内充分发挥，帮助治疗和预防疾病。一般来说，选择药食同源的材料，要注意它们的药理功能和患者的体质是否相符。比如，山药有着健胃消食、益肺养阴的功能，适合肺阴虚和食欲不振的患者食用；羊肉汤则暖身养阴，适合体质偏寒的患者。"

"那我的父亲可以选择哪些呢？"

"你的父亲有心悸、疲劳等症状，我通过检查判断他是心脾两虚的体质。这种情况下，我会建议他多食用黄芪、枸杞、当归等。黄芪具有益气固表、利尿、补血的功能，对改善心脾两虚有很好的效果。枸杞则能滋补肝肾、明目、增强免疫力，有助于维持身体的健康状态。当归可以和血调经、滋阴润燥，适合有虚弱、心慌、失眠等症状的人食用。这些食材可以煲汤、熬粥或者泡茶，方式多样，可以根据你父亲的偏好来选择。"

小王仔细地记录着李医生提供的宝贵建议，有了这个食疗方，他们一家人在与病痛的战斗中看到了希望。他对李医生道："我会先回家试试，等父亲的体质有所好转，再来向您请教。"

李医生点点头，眼含笑意地看着小王出门，心里为他的决心和毅力感到欣慰。他知道，面对病痛，我们需要的不仅是医学知识，更需要耐心和爱心，用心照顾患者，让他们心理上得到安慰和支持。

几个月后，小王又一次带着父亲来到了李医生的诊室。这一次，他们带来的不再是紧锁的眉头，而是满溢出来的笑容。小王的父亲在坚持食疗的同时，也安排了适量的运动，身体强壮了许多，连脸色也变得更加红润有光。

小王抚着父亲的背，对李医生表达由衷的谢意："李医生，真的非常感谢你！你给了我们希望，让我们有了战胜病痛的力量。"

李医生微笑地看着他们，内心满是欣喜："我只是给了你们一个方向，真正坚持下来的，是你们一家人的爱与坚韧。"

小王听了李医生的话，认真地点点头，内心充满了感激，他知道，病痛并非生活的全部，只有用心坚持，才能帮助父亲战胜病痛。李医生的食疗之道，就是他们未来与疾病抗争过程中最得力的"伙伴"。

食疗的确是一种治疗方式。药食同源，药材和食物之间并无绝对的分界线，科学、合理地运用它们，配合现代医学的发展，共同为健康护航。这就是我们的中医，这就是我们的食疗。我们用它，来攻克病痛；我们用它，来照亮生活。

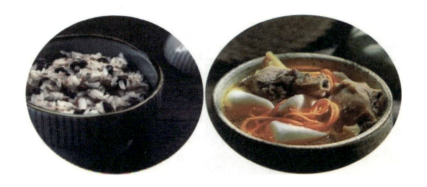

知识小贴士

　　中医食疗——民以食为天

　　饮食疗法简称食疗，是将药物与食物相结合，通过饮食而达到治疗疾病和保健的目的。古语云，千补万补，不如食补。中医食疗是中医养生学的重要组成部分，讲究五味调和、营养均衡、饮食有节，还要注意饮食宜忌及疾病禁忌，这与现代营养学提出的平衡膳食、合理营养（平衡膳食宝塔）有异曲同工之妙。

　　《养老奉亲书》记载，高年之人，真气耗竭，五脏衰弱，全仰饮食以资气血。由此可以看出，老年人尤应注意饮食调养，特别是肌少症患者，其食养原则是：①营养合理；②饮食清淡；③烹饪适宜；④少食多餐；⑤进食宜缓；⑥饮食宜忌。因此，肌少症的老年人平日可以多食用山药、薏苡仁、莲子、陈皮、大枣、百合、黄芪等，也可制作当归炖鸡、黄芪大枣粥、桃仁粥、山楂粥等药膳适量食用。

中医食疗讲究因时养生，分春、夏、长夏、秋、冬不同时间段，每个时间段有相应的食养原则、推荐食材以及食谱。对于老年人，我们常听到"老年人难过冬""冬天是老人的'夺命坎'"，因此，对体虚、年老之人，尤其是肌少症患者，冬季是饮食进补的最好时机，具体时间以冬至前后最为合适，冬季饮食应该以增加热量为原则。古人云，三九补一冬，来年无病痛。冬季可食用山药芡实粥、萝卜炖羊肉、鸽肉山药玉竹汤等。

此外，中医食疗因地制宜、因人制宜、因病制宜，具有辨证论治、整体观念等特点。

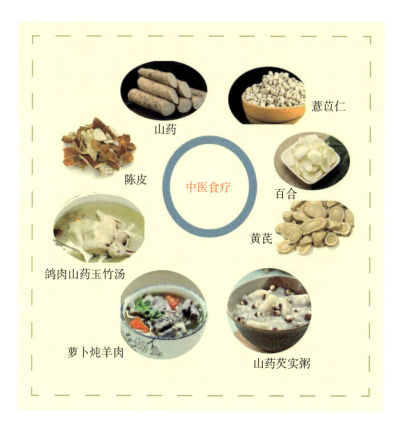

山药

薏苡仁

陈皮

中医食疗

百合

黄芪

鸽肉山药玉竹汤

萝卜炖羊肉

山药芡实粥

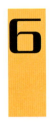

6 膳食补充剂的合理使用

　　小王无意间得知合理的营养补充有助于缓解肌少症，想给父亲买点营养品补充营养，结果逛遍大小超市也不知道该选择哪种？在李医生的建议下，小王带着这个疑惑，陪父亲来到营养科找到胡医生。

　　"胡医生，我父亲有肌少症，在李医生的食疗指导下，比之前的情况好些了，但我听说营养补充有助于缓解肌少症，但是我找不到合适的膳食补充剂，你帮忙看看。"

　　经过一系列检查，以及仔细询问王叔叔的饮食、运动情况，胡医生了解到进食量不足目标量的80%，且鱼禽肉类吃得较少，提示小王的父亲仍存在营养不良，有服用膳食补充剂的必要，于是说道："针对王叔叔目前的情况，在食疗的基础上，确实可以用些膳食补充剂进行补充。王叔叔有肝肾相关疾病的病史吗？"

　　"上次住院系统检查下来，没有这方面的毛病。"

　　"这样的话，就服用乳清蛋白吧，推荐每日摄入 20 ～ 30 g，它能够促进肌肉蛋白质的合成、减少蛋白质分解。同时可以选择服用营养强化食品。"

"营养强化食品？"一个陌生的词让小王有些不解。

"营养强化食品就是添加了一种或多种微量营养素的食品，可以补充食用人群相应的微量营养素，如添加营养强化剂的饼干、麦片、牛奶、果汁等，都是对身体有益的食品。除了这些，还可以补充维生素 D 和钙，维生素 D 缺乏症也常与骨质疏松等疾病相关，这也会增加老年人骨折风险。对王叔叔这些老年人来说，每天维生素 D 的建议摄入量为 600 ~ 800 IU，同时每天钙的建议摄入量为 1000 mg。"

"听说老年人经常晒太阳对他们也是有好处的？"

"植物在光合作用下能苗壮成长，人也是一样的，皮肤在阳光中紫外线的作用下，经过各种转化形成活性的维生素 D_3，这是我们身体所需的，所以，阳光较微弱的情况下进行户外运动，可以让身体合成足量的维生素 D_3。此外，还可以补充其他维生素。"

"还有哪些啊，胡医生？"小王忍不住开口询问。

"除刚才我们所说的维生素 D 外，还有抗氧化维生素，包括维生素 C、维生素 E 和 β - 胡萝卜素等，都能解决年龄相关的氧化应激及相关营养元素缺乏问题。这些维生素大多可以从食物中获取。含维生素 C 较多的有绿色蔬菜、柑橘类水果、芭乐等，含维生素 E 较多的主要有深绿色蔬菜、肉、豆制品等。只要每天食物多样化，就可以摄取多种抗氧化营养素。"胡医生娓娓道来。

小王和他的父亲听罢，心底的焦虑和不安一扫而空，接过胡医生配置的膳食补充剂，脚步轻快地离开了。

知识小贴士

表2 常见的膳食补充剂

类别	作用
乳清蛋白	具有高效的生物利用率，可以快速满足肌肉蛋白合成需要
必需氨基酸	保障老年人肌肉健康
肌酸	快速增加肌肉力量，加速疲劳恢复，提高爆发力
支链氨基酸	刺激胰岛素的产生，同时还具有和生长激素协同的效应，能更好地促进肌肉生长
短肽型肠内营养制剂	容易消化，吸收完全，生物利用率高，适合胃肠功能受损者
维生素D	保障肌肉功能性
钙	保障骨骼健康
多不饱和脂肪酸	显著提高肌力和肌肉蛋白的合成能力，可延缓肌少症的发生
抗氧化营养素（维生素C、维生素E、维生素A、β-胡萝卜素、锌、硒）	解决年龄相关的氧化应激及相关营养元素缺乏问题
其他微量营养素（维生素B_6、叶酸、维生素B_{12}、镁）	解决年龄相关的特殊微量元素缺乏问题

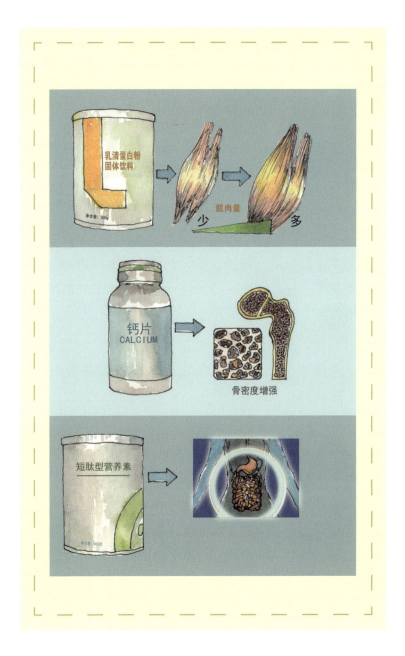

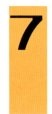

7 肌少症患者的运动康复

　　王奶奶，72岁，是一位退休多年的老教师，身材瘦小，一直被各种意外摔倒困扰。她曾闯过胃癌、冠心病放支架等难关，如今却被最不起眼的"摔倒"绊住了。这是进入老年后的不变规律？是避无可避的宿命？王奶奶处在这样的疑虑和纠结中。

　　王奶奶的人生充满坎坷，每当看着自己瘦小的身躯，她总会想起自己年轻时那种强壮、有力气、有活力的身体状态，而现在，王奶奶的小腿围只有常人的一半，腿上、胳膊上几乎没有肉了，松垮的皮肤覆盖着骨头。看着镜子中的自己，她无法接受这个事实。

　　幸运的是，胡医生及时出现帮助了王奶奶。胡医生是一位在营养科工作的专家，对于肌少症这个问题，他有过深入的研究，有丰富的临床经验。经过细致的询问和病情分析，胡医生判断出王奶奶的摔倒问题实际上是肌少症造成的。他告诉王奶奶："肌少症是一种随着年龄增长而发生的肌肉量和肌肉力量减少的疾病。"

　　王奶奶有些惊慌，她之前从未听说过这个词。而胡医生用他的专业知识和善意的笑容安慰她："王奶奶，请你坦然面对，无须惊慌。现在是早期发现肌少症，只要你积极配合我们的治疗和训练，你的肌肉力量和身体协调能力一定会得到改善，摔倒的问题也一定会得到解决。请你对自己、对我们要有信心。"

胡医生根据王奶奶的身体状况，为她制订了一套个性化的治疗方案和运动康复计划，并带着她一步步进行训练。每日的训练中，胡医生都进行细致的指导和耐心的鼓励。

胡医生还给王奶奶布置了"家庭作业"——步行功能训练，并指导她："王奶奶，你每天都需要在家中进行步行功能训练。首先，你需要找一个平坦的地方以避免跌倒。然后，尝试利用拐杖或是家具帮助自己保持稳定。逐渐抬起一只脚，向前迈一步，请你尽可能地迈大步伐，这样能更好地锻炼腿部肌肉。日常生活中走路时也尽量做到这样。每次这样的训练要做5~10次，随后换另一只脚。每天你需要至少做3组这样的训练。我知道这样的锻炼对您来说不容易，但是只要坚持下去，我相信您一定会康复。"

一开始，王奶奶对此还是心怀疑虑，可是随着时间的推移，她感觉自己的肌肉力量在慢慢恢复，她看到了希望。5个月后，王奶奶已经能够在室内自由行走，不再需要扶着家具，甚至可以带着孙子去公园放风筝。

肌少症的康复并不是一蹴而就的，它需要的是持之以恒的锻炼和坚定的信念。胡医生的专业指导和王奶奶的积极参与，正是对抗肌少症的最好战略。他们的事例告诉我们，只要坚持不懈、勇往直前，没有什么困难是无法克服的，肌少症也不例外。

肌少症的运动康复介绍如下。

（1）呼吸（把膈肌想象成裙摆，吸气时裙摆打开，呼气时裙摆收拢）。

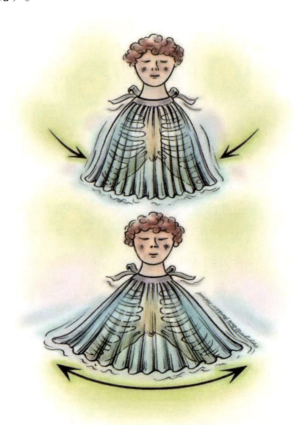

（2）椅子操之下肢功能训练。

（a）站立侧摆腿（髋外展内收）。

动作要点：在平坦或起伏不大的地面上，将椅子安放稳定，并腿站立，一手扶椅，呼气时单腿向侧面打开，吸气时还原，15次为1组，左右腿各2～3组。

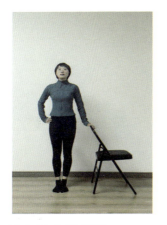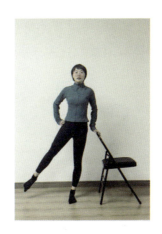

（b）站立后摆腿。

动作要点：在平坦或起伏不大的地面上，将椅子安放稳定，面向椅子，并腿站立，手扶椅子，呼气时单腿向斜后方打开，吸气时还原，15次为1组，左右腿各2～3组。

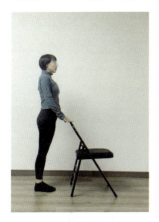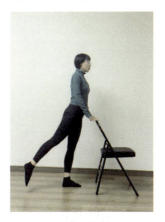

（c）站立提膝后蹬（髋屈＋髋伸）。

动作要点：在平坦或起伏不大的地面上，将椅子安放稳定，站在椅子侧面，手扶椅子，单腿提膝向上，至大腿与地面平行，呼气时单腿向后蹬伸同时躯干前倾，腿和躯干保持一条线，

10~12次为1组，左右腿各2组。（注：视自身情况而定，如完成动作有困难，只进行站姿提膝动作即可。）

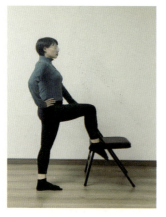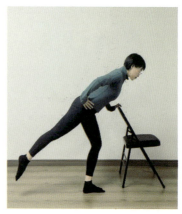

（3）椅子操之下肢力量练习。

（a）坐站练习。

动作要点：在平坦或起伏不大的地面上，将椅子安放稳定，坐在椅子上，双脚与肩同宽，呼气时由坐位至站立位，10~12次为1组，做2组。

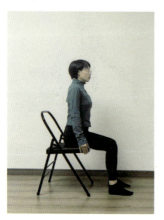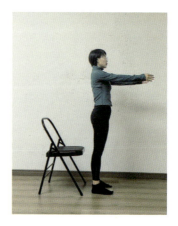

（b）坐姿抬腿。

动作要点：在平坦或起伏不大的地面上，将椅子安放稳定，坐在椅子上，单腿伸直，呼气时直腿抬起与地面平行，10 ~ 12次为1组，左右腿各2 ~ 3组。

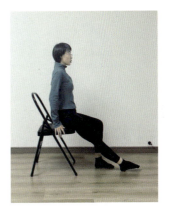 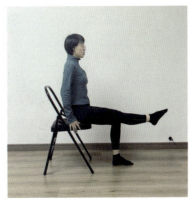

（c）提踵练习。

动作要点：在平坦或起伏不大的地面上，将椅子安放稳定，面向椅子并脚站立，双手扶椅子，呼气时抬脚跟向上，脚跟不要分开，15 ~ 20次为1组，做2 ~ 3组。

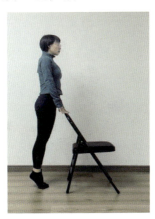

（d）弓步蹲。

动作要点：在平坦或起伏不大的地面上，双脚前后开立，呼气时单腿屈膝向下，8～10次为1组，左右腿各2组。

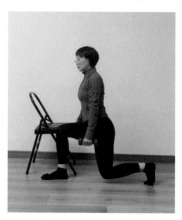

（4）上肢力量练习（小哑铃、弹力带等抗阻力练习）。

（a）坐姿哑铃推举。

动作要点：在平坦或起伏不大的地面上，将椅子安放稳定，坐在椅子上，双手持哑铃，呼气时双手上举至额头斜上方，8～10次为1组，做2组。

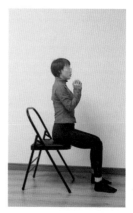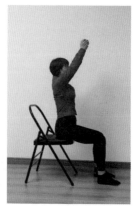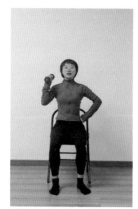

（b）坐姿单臂哑铃推举。

动作要点：在平坦或起伏不大的地面上，将椅子安放稳定，坐在椅子上，单手持哑铃，呼气时单臂上举至头顶，8～10次为1组，做2组。

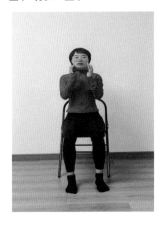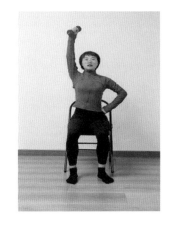

（c）坐姿哑铃侧平举。

动作要点：在平坦或起伏不大的地面上，将椅子安放稳定，坐在椅子上，单手持哑铃，呼气时单臂测平举与地面平行，8～10次为1组，做2组。

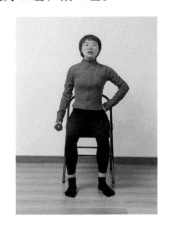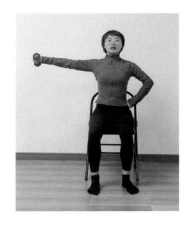

（d）坐姿弹力带二头弯举。

动作要点：在平坦或起伏不大的地面上，将椅子安放稳定，坐在椅子上，单脚踩弹力带，双手分别握住弹力带两端，呼气时屈臂向上，8～10次为1组，做2组。

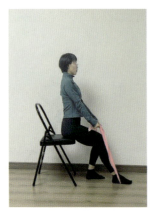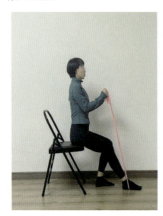

（5）核心稳定性练习。

（a）斜板支撑。

动作要点：在平坦或起伏不大的地面上，将椅子安放稳定，双手放在椅子坐垫的两侧，支撑身体，身体保持一条直线，切忌塌腰，30 s为1组，做2组。

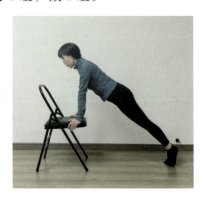

（b）超人展体。

动作要点：在平坦或起伏不大的地面上，双手双脚支撑在地面上，呼气时抬起对侧手臂和大腿，如左臂右腿，15～20次为1组，做2～3组。

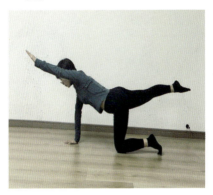

（6）拉伸及柔韧性练习。

（a）腿、臀部。

动作要点：①在平坦或起伏不大的地面上，将椅子安放稳定，面向椅子，双腿并立，一手扶椅，另一只手抓住同侧抬起的脚，并向上拉，尽量靠近臀部，不要拱起下背部，交替进行拉伸，结合呼吸持续拉伸，30～60 s为1组，每天2组；②在平坦或起伏不大的地面上，将椅子安放稳定，一手扶椅，抬起另一侧脚放在对侧的膝盖上，同时身体向前微微倾斜，结合呼吸持续拉伸，30～60 s为1组，每天2组；③在平坦或起伏不大的地面上，将椅子安放稳定，双手扶椅，一脚向前，脚尖向上，微微向前倾，30～60 s为1组，每天2组；④在平坦或起伏不大的地面上，将椅子安放稳定，坐在椅子上，双膝与小腿呈90°，一腿向前，脚尖向上，身体微微向前倾，30～60 s为

1组，每天2组。（注意：不要弹振，以静态拉伸为宜，结合呼吸持续拉伸。）

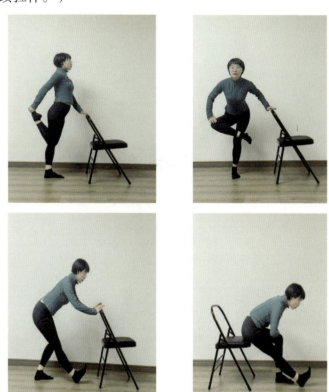

（b）肩、胸、背部。

动作要点：①在平坦或起伏不大的地面上，将椅子安放稳定，距离椅子50～70 cm，双脚与肩同宽站立，身体向前弯曲，双手扶椅，30～45 s为1组，做2组；②在平坦或起伏不大的地面上，将椅子安放稳定，坐在椅子上，双膝与小腿呈90°，一腿向前，脚尖向上，身体微微向前倾，双手抓住脚背，30～45 s为1组，做2组；③双腿并拢跪在平坦或起伏不大的地面上，身体直立，将左手越过身体，手肘微弯，并以右手固定于左手肘处，然后将左手臂向身体靠，直到肩膀的肌肉紧绷，交替进行，30～45 s为1组，做2组；④双腿并拢跪在平坦或起伏不大的地面上，身体直立，双手手指交扣，掌心向外，双手向上举，并伸直手臂，或双手手指交扣，掌心相对，双臂向后伸直，头微微向后仰，30～45 s为1组，做2组。（注意：不要弹振，以静态拉伸为宜，结合呼吸持续拉伸。）

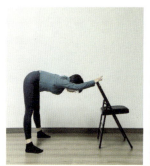
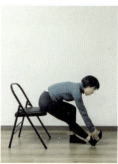
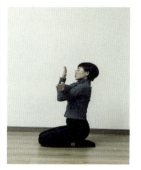

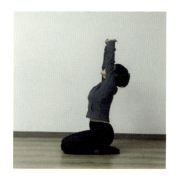
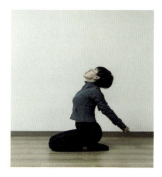

（7）有氧练习：步行、游泳、太极拳等。根据自身情况选择，微微出汗即可。

知识小贴士

◇ 在实际训练过程中，应根据身体反应情况适当调整运动量和运动强度，不宜过度疲劳。干预4周后进行体质测试，根据测试结果合理调整运动量和运动强度。

◇ 如有下列情况，马上停止运动：胸部、颈部、肩膀或手臂处有疼痛感或压迫感；头晕和恶心；直冒冷汗；肌肉抽筋；脚踝和腿部以及其他关节感到急性疼痛（不只是隐性的、持续的疼痛）。如果喘不过气请放慢运动频率；锻炼时，适宜的状态是能够谈话，而不是气喘吁吁。

◇ 运动高风险人群练习前应当测量血压和心率，若收缩压大于 200 mmHg，舒张压大于 100 mmHg，禁止运动；若休息时的心率大于 120 次 /min，禁止运动；休息时呼吸困难、胸闷，医护人员未对其评估，禁止运动。

第五章
肌少症患者的
食谱推荐

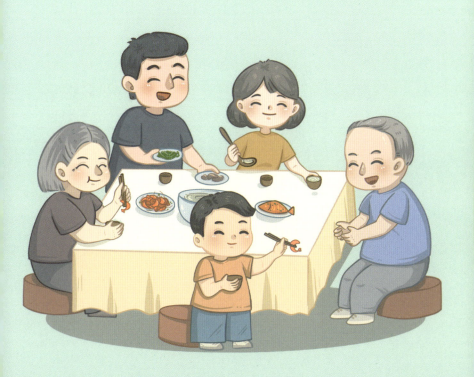

本章为读者提供一系列针对肌少症患者的营养丰富且易于制作的食谱。食谱不仅注重食物的营养成分，还考虑到患者的口味需求和食物的易接受性，每一道食谱都经过精心设计，并配有食物图片和详细的营养成分表，帮助肌少症患者了解食谱的营养价值，提供实用的日常餐饮指导，便于患者根据自身需要进行选择和调整。

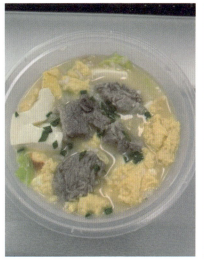

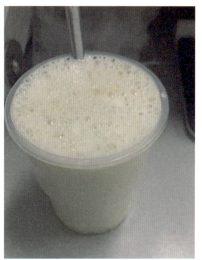

鸡蛋豆腐排骨蔬菜汤

【主要食材】：鸡蛋、豆腐、排骨、白菜。

【作用】：富含动物蛋白和植物蛋白，能满足肌少症患者的营养需求。

豆浆

【主要食材】：黄豆、水。

【作用】：富含优质植物蛋白与矿物质（钾、钠、铁等），可以对机体进行营养补充。

营养成分表*
能量：1067 kJ
蛋白质：19.2 g
脂肪：17.8 g
碳水化合物：5.5 g

营养成分表
能量：285 kJ
蛋白质：6.6 g
脂肪：3.5 g
碳水化合物：2.6 g

＊每400 g食物中所含营养成分。

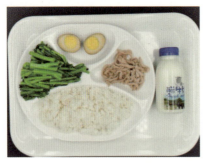 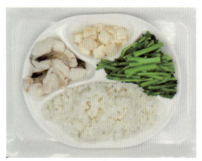

高蛋白套餐

【主要食材】：广东菜心、卤鸡蛋、瘦肉、米饭、牛奶。

【作用】：富含优质动物蛋白、膳食纤维和钙，在满足蛋白质需求的同时，补充了钙，可以促进肠道蠕动，预防便秘。

低脂、高蛋白套餐

【主要食材】：草鱼、豆腐、广东菜心、米饭。

【作用】：富含矿物质（钾、磷）、膳食纤维、动物蛋白、植物蛋白等，在满足肌少症患者对蛋白质营养需求的同时，补充了矿物质，有助于预防和应对因年龄增长造成的肌肉质量下降。

营养成分表（400 g）
能量：2001 kJ
蛋白质：29.4 g
脂肪：18.4 g
碳水化合物：49.9 g

营养成分表（400 g）
能量：1356 kJ
蛋白质：25.4 g
脂肪：8.5 g
碳水化合物：37.9 g

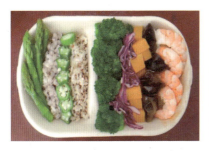

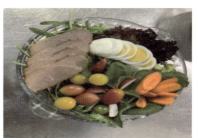

鲜虾饭

牛肉沙拉

【主要食材】：杂粮饭、秋葵、芦笋、西蓝花、紫甘蓝、南瓜、木耳、基围虾。

【作用】：富含动物蛋白、膳食纤维、多种维生素，在满足肌少症患者蛋白质营养需求的同时，补充了多种维生素，有助于提高免疫力，预防和应对因年龄增长造成的肌肉质量下降。

【主要食材】：卤牛肉、鸡蛋、沙拉蔬菜。

【作用】：富含动物蛋白、卵磷脂与多种维生素，在满足肌少症患者蛋白质营养需求的同时，补充了多种维生素和卵磷脂，有助于提高免疫力及脑细胞功能。

营养成分表（400 g）
能量：963 kJ
蛋白质：16.4 g
脂肪：1.5 g
碳水化合物：38.5 g

营养成分表（400 g）
能量：804 kJ
蛋白质：20.5 g
脂肪：9.0 g
碳水化合物：8 g

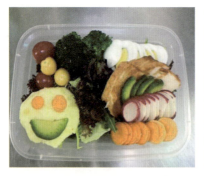 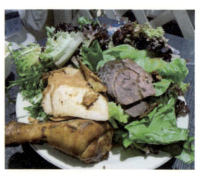

| 鸡肉沙拉 | 高蛋白沙拉 |

鸡肉沙拉

【主要食材】：鸡胸肉、鸡蛋、沙拉蔬菜，土豆泥、牛油果。

【作用】：富含优质动物蛋白、多种维生素和矿物质（钾），满足肌少症患者蛋白质营养需求的同时，补充了多种维生素和磷，有助于预防和应对因年龄增长造成的肌肉质量下降。

高蛋白沙拉

【主要食材】：鸡胸肉、卤牛肉、鸡腿、沙拉蔬菜。

【作用】：富含优质动物蛋白、多种维生素和膳食纤维，满足肌少症患者蛋白质营养需求的同时，补充了多种维生素和膳食纤维，有助于预防和应对因年龄增长造成的肌肉质量下降。

营养成分表（400 g）
能量：1005 kJ
蛋白质：22.7g
脂肪：9.8g
碳水化合物：16.5g

营养成分表（400 g）
能量：1272 kJ
蛋白质：44g
脂肪：12.4g
碳水化合物：4.9g

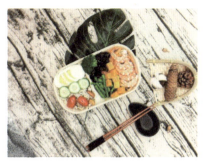 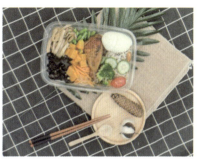

鲜虾饭

【主要食材】：杂粮饭、黄瓜、圣女果、西蓝花、杏仁、南瓜、木耳、基围虾，豇豆。

【作用】：富含优质动物蛋白、多种维生素与卵磷脂，满足肌少症患者蛋白质营养需求的同时，补充了多种维生素和卵磷脂，提高免疫力的同时，提高了脑细胞功能。

营养成分表（400 g）
能量：1411 kJ
蛋白质：29.2g
脂肪：9.2g
碳水化合物：44.6g

鸡腿饭

【主要食材】：杂粮饭、黄瓜、圣女果、西蓝花、杏仁、南瓜、木耳、鸡腿、豇豆、杏鲍菇。

【作用】：富含优质动物蛋白、多种维生素与卵磷脂，满足肌少症患者蛋白质营养需求的同时，补充了多种维生素和卵磷脂，提高免疫力的同时，提高了脑细胞功能。

营养成分表（400 g）
能量：2273 kJ
蛋白质：32.7g
脂肪：22.5g
碳水化合物：53.4g

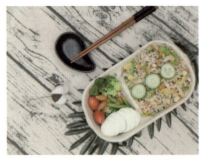 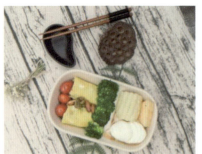

椰油虾仁炒饭

【主要食材】：杂粮饭、黄瓜、圣女果、西蓝花、杏仁、莴笋、胡萝卜、虾仁、鸡蛋皮、豇豆、椰油。

【作用】：富含动物蛋白、维生素、卵磷脂与欧米伽3，在满足肌少症患者蛋白质营养需求的同时，补充了多种维生素和卵磷脂，有助于提高免疫力，预防慢性疾病。

营养成分表（400 g）
能量：2202 kJ
蛋白质：29.2 g
脂肪：18.5 g
碳水化合物：47.6 g

鸡肉蛋卷

【主要食材】：蛋卷、圣女果、西蓝花、杏仁、土豆泥、玉米、鸡蛋、鸡胸肉、哈密瓜。

【作用】：富含动物蛋白、维生素、卵磷脂，在满足肌少症患者蛋白质营养需求的同时，补充了多种维生素和卵磷脂，有助于提高免疫力。

营养成分表（400 g）
能量：1792 kJ
蛋白质：36.5 g
脂肪：13.8 g
碳水化合物：40.7 g

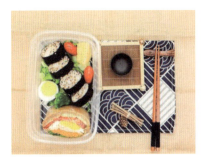

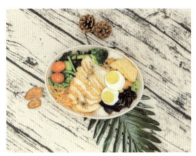

双拼

【主要食材】：寿司、圣女果、西蓝花、鸡蛋、鸡肉三明治、哈密瓜、生菜。

【作用】：富含动物蛋白、维生素、卵磷脂，能满足肌少症患者蛋白质营养需求，同时脂肪含量还少，特别适合减脂增肌的肌少症患者。

鸡肉沙拉

【主要食材】：鸡胸肉、鸡蛋、黄瓜、豇豆、圣女果、胡萝卜、杏鲍菇、木耳、哈密瓜、南瓜。

【作用】：富含动物蛋白、维生素和膳食纤维，在满足肌少症患者蛋白质营养需求的同时，补充了多种维生素和膳食纤维，有助于预防和应对因年龄增长造成的肌肉质量下降。

营养成分表（400 g）
能量：1494 kJ
蛋白质：26.0 g
脂肪：9.6 g
碳水化合物：41.2 g

营养成分表（400 g）
能量：1260 kJ
蛋白质：36.5 g
脂肪：15.0 g
碳水化合物：4.9 g

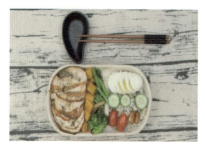 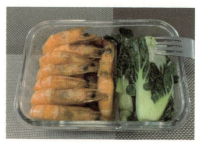

鸡肉饭

【主要食材】：鸡胸肉、鸡蛋、黄瓜、豇豆、圣女果、杏鲍菇、南瓜、杏仁。

【作用】：富含动物蛋白、维生素、卵磷脂与必需脂肪酸，在满足肌少症患者蛋白质营养需求的同时，补充了多种维生素和卵磷脂，有助于提高免疫力，预防慢性疾病。

鲜虾炒时蔬

【主要食材】：基围虾、瓢儿白。

【作用】：富含动物蛋白、矿物质（钠、钾、钙、磷、镁等）与膳食纤维，在满足肌少症患者蛋白质营养需求的同时，补充了钙、磷、镁等矿物质。

营养成分表（400 g）

能量：1917 kJ

蛋白质：30.9 g

脂肪：12.6 g

碳水化合物：56.1 g

营养成分表（400 g）

能量：753 kJ

蛋白质：14.8 g

脂肪：11.1 g

碳水化合物：6.0 g

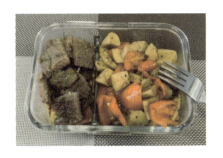 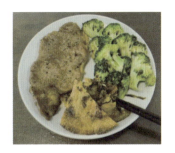

杏鲍菇牛肉

【主要食材】：牛肉、杏鲍菇、红椒。

【作用】：富含动物蛋白、矿物质（钾、磷、镁等），在满足肌少症患者蛋白质营养需求的同时，补充了钾、磷、镁等矿物质。

西蓝花猪排

【主要食材】：猪排、西蓝花、烙饼。

【作用】：富含动物蛋白与膳食纤维，在满足肌少症患者蛋白质营养需求的同时，补充了膳食纤维，有助于预防和应对因年龄增长造成的肌肉质量下降。

营养成分表（400 g）

能量：988 kJ

蛋白质：22.5 g

脂肪：12.5 g

碳水化合物：4.0 g

营养成分表（400 g）

能量：1603 kJ

蛋白质：23.4 g

脂肪：21.7 g

碳水化合物 25.1 g

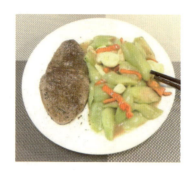

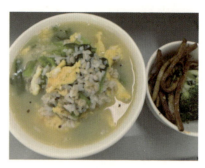

茭瓜牛排

【主要食材】：牛排、茭瓜。

【作用】：富含动物蛋白与膳食纤维，在满足肌少症患者蛋白质营养需求的同时，补充了膳食纤维，有助于预防和应对因年龄增长造成的肌肉质量下降。

杂粮蛋烫饭

【主要食材】：杂粮饭、鸡蛋、小白菜。

【作用】：富含动物蛋白、维生素、卵磷脂，在满足肌少症患者蛋白质营养需求的同时，补充了维生素和卵磷脂，有助于提高免疫力。

营养成分表（400 g）

能量：1272 kJ

蛋白质：21.0 g

脂肪：23.5 g

碳水化合物 2.7 g

营养成分表（400 g）

能量：1402 kJ

蛋白质：17.1 g

脂肪：14.4 g

碳水化合物 34.9 g

第六章
肌少症的研究进展

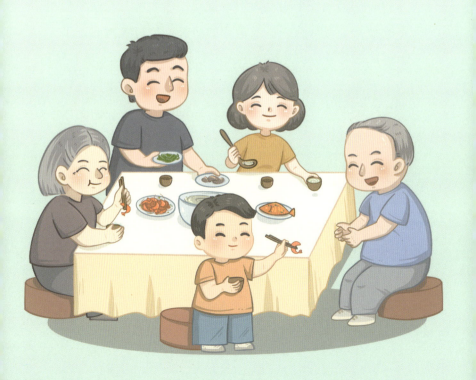

肌少症的概念最早由 Rosenberg 于 1989 年提出，指的是肌肉质量减少和躯体功能下降的老年综合征 [1]。联合国经济和社会事务部人口司发布的《世界人口展望 2019》指出，到 2050 年老年人口将继续增长至约 20 亿 [2]。而且肌少症发生率会随着年龄的增长逐渐增加，如在 60 岁以上的老年人中，肌少症患病率高达 29%；80 岁及以上老年人中，肌少症患病率为 11% ~ 50%[3]。肌少症的预防和治疗将成为未来社会的一大挑战。已有研究显示，肌少症一旦引起衰弱及失能，则很难干预 [4]，故肌少症的早期诊断以及采取有针对性的预防措施显得非常重要 [5-6]。近年来，随着我国人口老龄化程度的加深，肌少症对老年人健康的影响逐渐引起人们的重视，然而鲜有与肌少症相关的诊断方法、发病病因以及治疗的研究，这极大地限制了人们对肌少症的充分认识并影响了人们对肌少症的早期预防和控制，增大了发病率。因此，本章节从肌少症的诊断标准、发病病因以及治疗进展方面进行总结和探讨，以期为肌少症的临床治疗提供理论参考。

1 肌少症的诊断方法

目前，用来评估身体肌肉量常用的方法主要为：DXA、BIA、MRI、CT 等。其中，肌少症诊断标准见表 3 所示。

DXA 作为目前检测身体成分的金标准，它是利用 X 射线穿过不同组织，并根据衰减系数不同的原理，检测骨骼、脂肪、肌肉含量的一种方法[11]。但因设备昂贵、占地面积大以及需配备专业软件系统和人员等特点，主要应用于大型医疗机构。

CT 检测法是通过第 3 腰椎水平或大腿内侧中部肌肉成像预测全身骨骼肌质量的方法[12]。

但因 CT 具有设备占地面积大、使用场所固定、费用较高以及扫描时产生大面积电离辐射等缺点，限制了其应用。而改进后的 CT 检测法，如高分辨率外周定量 CT 法因辐射少、费用低，虽已在临床研究中开始应用，但其测定标准尚无定论[13]。

与 CT 检测法相比，MRI 无电离辐射，对肌肉、脂肪组织分辨率较高，测量准确性高，可重复性好[14]。但 MRI 设备体积庞大、操作复杂、检查禁忌证较多、费用高，无法应用于基层医疗机构及大规模筛查[15]。

表 3　肌少症诊断标准

工作组	初筛方式	肌肉质量测量与标准	肌肉力量测量与标准	身体表现测量与标准
中华医学会骨质疏松和骨矿盐疾病分会工作组[7]	步速	首选DXA；根据实际情况可选：MRI/CT、BIA 肌量阈值：低于参照青年健康人峰值的-2SD	握力：男性≤25 kg、女性≤18 kg	步速≤0.8 m/s
欧洲老年肌少症工作组	肌少症五项评分或肌少症五项评分问卷评分	ASM：男性<20kg、女性<15kg ASM/身高²：男性<7.0 kg/m²、女性<6.0 kg/m²	握力：男性≤27 kg、女性≤16 kg	6 m步速≤0.8 m/s；5次站坐测试>15 s；SPPB得分≤8分表示身体表现不佳。TUG≥20 s，400 m步行试验：未完成或≥6 min完成
亚洲肌少症工作组	小腿围或肌少症五项评分问卷或肌少症五项评分问卷问题评分腿围问卷评分	DXA：男性<7.0 kg/m²、女性<5.4 kg/m²；BIA：男性<7.0 kg/m²、女性<5.7 kg/m²	握力：男性<28 kg、女性<18 kg	6 m步速<1.0 m/s，SPPB得分≤9分，5次坐站测试≥12 s，满足以上三项之一则视为低体能
国专家共识(2023)	小腿围或肌少症五项评分问卷或肌少症五项联合问题评分腿围问卷评分	DXA：男性<7.0 kg/m²、女性<5.4 kg/m²；BIA：男性<7.0 kg/m²、女性<5.7 kg/m²	握力：男性<28 kg、女性<18 kg	6 m步速<1.0 m/s

BIA 是通过测量微小电流经过人体时的电阻抗变化间接测量肌肉质量的方法。BIA 设备便宜、体积小且易携带、无辐射、费用低，主要应用于基层医疗机构和社区筛查。而且，经过相关专业研究对比发现，BIA 与金标准 DXA 检测结果相近，可作为无法进行 DXA 检查时的替代方法[16]。目前 BIA 已经在各医院临床营养科得到普遍应用，所以，如果您想确定自己是否存在肌少症，可以前往医院营养科进行检测。

D3- 肌酸稀释法是通过受试者口服 D3- 肌酸溶液后测定尿液中 D3- 肌酐浓度，利用公式换算评估全身骨骼肌质量的生化方法[17]。该方法检测结果较 DXA 和 BIA 更准确[18]，诊断肌少症的效能与 MRI 一致[19]。该方法操作简单、费用较低，但无法对特定部位进行评估[20]。

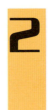

2 究竟是什么导致了老年肌少症

　　肌少症作为一种老年综合征，病因复杂多样，主要分为原发性肌肉减少和继发性肌肉减少两类[6]。原发性肌肉减少是由于衰老引起的。衰老带来的身体机能的下降、各种激素的变化以及其他相关影响都会造成我们肌肉的丢失。继发性肌肉减少是指运动量不足而导致的肌肉减少，例如静态生活方式和长期卧床等；相关疾病导致的肌肉减少，例如肿瘤、内分泌系统疾病、心血管系统疾病、器官衰竭、恶病质、神经系统疾病等；与营养摄入有关的肌肉减少，例如消化系统疾病、营养吸收障碍、厌食症或蛋白质等人体必需物质摄入不足[21-25]。

　　以上仅仅是简单介绍了造成肌少症的相关因素，那么它们究竟是如何影响我们的身体，使我们产生肌少症的呢？接下来让我们一起来了解一下吧。

　　（1）年龄增加导致肌肉变化。

　　随着年龄的增长，老年人机体骨骼肌逐渐萎缩，逐渐呈现日常生活中多见的"皮包骨"状态[26]。这种老龄化带来的肌肉质量的减少，我们通常认为有以下 3 个原因。第一主要是由于年龄的增长导致运动神经元尤其是 α 运动神经元逐渐丧失，从而导致肌纤维数量下降。相关研究表明，衰老引起的线粒体损害可能加速活性氧和细胞能量缺乏，其不断累积可触发运动神经元死亡[27]。运动神经元是负责将脊髓和大脑发出的信息传到肌肉和内分泌腺，支配效应器官的活动的神经元，通俗点来说就是支配我们活动的物质，就像支配皮影人的线一样，一旦没了线的支撑，皮影自然不能活动了。第二则是Ⅱ型肌纤维的丢失。人体骨骼肌主要由Ⅰ型肌纤维和Ⅱ型肌纤维组成。随着年龄的增加，肌肉稳态紊乱导致肌肉里面的Ⅱ型肌纤维丢失和发育不全，并伴有肌内和肌间脂肪浸润导致的骨骼肌结构异常，最终发展为肌少症[28-30]。第三就是在骨骼肌再生过程中起主要作用的卫星细胞随着衰老而减少，导致肌肉的修复和再生能力降低[31]。

（2）激素失衡。

人体内多种激素可通过不同方式影响骨骼肌，如雌激素、生长激素、胰岛素样生长因子等。

雌激素是促进雌性动物第二性征发育及性器官成熟的物质，由雌性动物卵巢和胎盘分泌产生，肾上腺皮质以及男性睾丸也能产生少量雌激素。这里解释一个误区，通常雌激素被称为"女性激素"，睾酮被称为"男性激素"，其实，这并不完全准确，因为两者都存在于每个人的身体中。但更高的睾酮往往存在于生物学上的男性身体中，更高的雌激素往往存在于生物学上的女性身体中。言归正传，今天所说的肌少症就与我们的雌激素有很大关系。雌激素作为一种抗氧化剂和肌膜稳定剂，可以积极影响骨骼肌的收缩特性并防止肌肉损伤[32]。

生长激素是由人体脑垂体前叶分泌的一种肽类激素，能促进骨骼、内脏和全身生长，促进蛋白质合成，影响脂肪和矿物质代谢，在人体生长发育中起着关键性作用。在美国一项研究中，Brioche[33] 等人发现生长激素可促进骨骼肌蛋白合成、线粒体生成和骨骼肌再生，减少蛋白质降解，从而预防肌少症。

另有研究比较了肌少症患者和非肌少症患者血液和激素指标，发现生长激素和胰岛素样生长因子与老年肌少症有关。胰岛素样生长因子与骨骼肌质量的减少独立相关，其能够激活骨骼肌卫星细胞以启动骨骼肌细胞修复并促进其增殖[34]。

（3）胰岛素抵抗与炎症因子增多。

胰岛素抵抗是指由于各种原因使胰岛素促进葡萄糖摄取和利用的效率下降，从而使机体代偿性分泌过多胰岛素以维持血糖的稳定，从而导致产生高胰岛素血症。也就是说某些情况下机体会分泌大量胰岛素来维持机体的正常生理功能。而这将会影响蛋白质合成途径并激活蛋白质降解途径，导致机体蛋白质不足，最终导致肌肉损失[35]。Kim 等[36] 在韩国对 493 名健康的成年人（180 名男性和 313 名女性）开展的一项关于肌肉减少性肥胖的研究发现：胰岛素抵抗指数越高，骨骼肌质量指数就越低，患肌少症的概率就越大。这证实了胰岛素抵抗会导致肌肉损失。

炎症因子就是与炎症反应相关的各种细胞因子。主要有肿瘤坏死因子 -α（TNF-α）、白介素 -1β（IL-1β）、白介素 -6（IL-6）、转化生长因子 -β（TGF-β）等。炎症因子增多是促进肌少症发展的重要机制之一。随着年龄增大，炎症因子的表达增加，这会影响蛋白质的合成，促进蛋白质的分解，最终导致骨骼肌质量减少[37]。同时我们的促炎饮食可能会导致体内炎症增加，促炎食物包括大量烘焙食品、油炸食品和肥肉[38]。研究发现循环炎症标志物（包括 C- 反应蛋白、TNF-α 和 IL-6) 与骨骼肌力量及质量呈显著负相关[39]。另有研究通过测定受试者的 IIL-6、C- 反应蛋白、下肢肌肉质量和肌肉蛋白水解，证实了炎症因子促进了骨骼肌蛋白水解，降低了骨骼质量和力量[40]。

（4）线粒体功能障碍。

线粒体是一种存在于大多数真核细胞中的由两层膜包被的细胞器，是细胞中产生能量的结构，是细胞进行有氧呼吸的主要场所。可以说，线粒体就是我们人体的"加油站"，没有它我们就没有能量供应，就无法进行日常生活。

肌细胞中线粒体完整性的丧失是导致肌肉退化的主要因素。线粒体的调节功能可诱导衰老细胞死亡，进而改善肌肉骨骼的健康、质量和功能[41]。线粒体会诱导促炎衰老相关因子表达，如 IL-6 和 IL-8，这些促炎细胞因子已被发现可以改变卫星细胞的基因表达程序，进而影响肌肉再生。还有研究表明[42]，老年人线粒体活性氧的过量产生、线粒体 DNA 释放增加、参与肌肉萎缩的泛素连接酶的表达和促凋亡因子的释放，促进了肌肉质量下降和功能丧失。

（5）营养素缺乏。

国外一项研究中，对社区养老院 62 名老人进行营养评估、营养风险筛查和肌少症筛查，发现营养不良和肌肉减少密切相关。评估发现，肌少症的患病率为 87.1%，营养不良患病率为 40.3%，营养不良且患有肌少症者占比为 14.5%[43]。同时，ShanHai 等[44] 对 836 名 60 岁以上老年肌少症患者进行一般问卷、社会人口学特征和生活习惯调查。使用微型营养评价法（mininutritional assessment short form,MNA-SF）和生化参数评估营养状况，使用国际身体活动问卷表评估身体活动。最终发现营养素缺乏是肌少症发病的一个重要预测因子。此外，相关研究也发现 MNA-SF < 12 分通常被认为存在营养不良或营养风险，而 MNA-SF < 13 分被认为可能是预测肌少症发生风险的指标 [45]。另一方面，蛋白质合成、降解和自噬参与肌少症的分子机制，如肌肉蛋白质的降解速率超过合成速率时，蛋白质缺乏，肌肉质量损失，肌肉功能逐渐减退 [46]。此外，维生素 D 缺乏也会使转录因子 FOXO1 持续激活，诱导胰岛素抵抗从而降低肌肉质量 [47]。以上研究说明营养与老年人的肌肉质量、力量和功能密切相关，这进一步说明营养在肌少症的预防和管理方面发挥着重要作用。故考虑是否能通过充分补充蛋白质、维生素 D、抗炎相关的营养物质如长链多不饱和脂肪酸来防治老年人因能量和营养不足而导致的肌少症 [48]。

综上，虽然老年肌少症发病机制的研究已经取得长足进步，但目前许多研究仍停留在探索阶段。既往已探讨过肌少症的某些危险因素，例如疾病、药物、饮食、运动等。此外，12 个国家的研究报告中显示，近 2/3 的老年研究受试者存在营养风险或营养不良。而且由于较低食物摄入量导致的整体饮食和营养素的缺乏，引起体重降低和潜在的肌肉损失，这可能与肌少症有关 [49]。然而，相关研究显示饮食欠佳和营养状况不佳在老年人中极为常见，特别是在体弱的个体中，这更加重了老年人群的肌肉损失。因此改善饮食和营养被认为能够预防和治疗肌少症。

（1）以上我们已经了解如何确定是否存在肌少症以及肌少症的影响因素，那么我们如何预防和治疗肌少症呢？

近年来，国内外学者对于肌少症的最新研究大多集中于治疗和干预措施领域，尽管目前对肌少症重要性的认识有所提高，对其概念及诊断标准也基本明确，但尚无明确的干预措施来有效治疗肌少症。那么我们在生活中应该如何防治肌少症呢？

已有研究表明，补充蛋白质、脂肪酸和多种维生素等营养素有益于肌肉组织合成，对预防肌少症效果显著[50]。因此，在难以通过膳食满足肌少症患者营养需要的情况下，额外的营养补充是必不可少的干预手段。正确且有效的营养补充对肌肉质量有着积极的影响，是预防肌少症较为有效的方法。

①蛋白质与肌少症。

蛋白质是生命的物质基础，是构成细胞的基本有机物，是生命活动的主要承担者。没有蛋白质就没有生命。蛋白质占人体重量的16%~20%，即一个体重60 kg的成年人体内有蛋白质9.6~12 kg。

蛋白质也是维持骨骼肌生长所必需的物质，其摄入量是影响骨骼肌质量的重要因素之一。食物中的蛋白质可增强骨骼肌组织中的蛋白质转换，刺激肌肉蛋白质合成并抑制蛋白质分解，达到氮平衡[51-52]。目前越来越多的研究证实了老年人蛋白质的膳食推荐摄入量（recommended daily allowance, RDA）每天0.8 g/kg体重不足以维持肌肉质量、力量和功能的最佳状态[53-54]。坎贝尔等[55]参照RDA标准给健康老年人提供10天的饮食，结果发现老年人机体处于负氮平衡状态，这种状态会使机体通过分解肌肉组织来适应低蛋白质摄入，以维持氮平衡，这将引起骨骼肌的缓慢丢失，造成机体逐渐虚弱，进而降低老年人的生活质量。此外 Brack 等[56]发现，随着年龄的增长，机体蛋白质合成对于膳食氨基酸的敏感性逐步降低，从而导致骨骼肌蛋白合成下降。也就是说年轻人和老年人吃同样多的氨基酸，年轻人的肌肉蛋白质合成速率远大于老年人的。而且，老年人胃肠功能变化、牙齿脱落、衰老性厌食症和恶病质等更加减少了老年人对于食物的摄入。所以，老年人需要更多的蛋白质和必需氨基酸来保证与年轻人相同的合成速率。根据老年人的健康状况，蛋白质推荐摄入量为每天 1.2~2.0 g/kg 体重[57, 58]。

研究表明，低蛋白质摄入与老年人肌肉质量和力量的损失有关[59]。一项健康程度、衰老程度和身体成分关系的研究结果显示，在 3 年的随访期内，蛋白质摄入量低的社区的老年人四肢骨骼肌质量下降幅度更大。在随访期间，蛋白质摄入量最高的 20% 的参与者与最低的 20% 参与者相比，四肢骨骼肌丢失减少 40%[60]。这一发现与欧洲一研究以及弗雷明汉后代人群研究结果一致[61-62]，即弗雷明汉后代人群队列研究发现较高的蛋白质摄入量能够显著抑制老年人握力的下降。而丹麦采用 24 h 膳食回顾法研究 184 名老年人饮食与肌肉质量、力量和身体功能的关系，结果却显示每日蛋白质总摄入量和一天中的蛋白质摄入分布均与肌肉质量、肌肉力量或身体功能无关[63]。一项针对塔斯马尼亚社区老年人的前瞻性队列研究结果显示，蛋白质摄入能够抑制四肢骨骼肌质量的下降，但没有观察到对握力的显著影响[64]。总的来说，目前研究证据表明，老年人补充蛋白质具有减缓肌肉减少的潜力，特别是长时间蛋白质摄入量低的老年人。然而，尽管大量研究显示了积极的效果，但蛋白质补充的益处却是混杂的[65]。

蛋白质摄入后在体内分解为氨基酸，从而升高氨基酸含量，促进肌肉蛋白合成（muscle protein synthesis，MPS）[66]。因此，作为蛋白质营养与代谢的基本单位，补充氨基酸如必需氨基酸、支链氨基酸或氨基酸代谢产物均有助于肌少症患者身体机能的改善。

亮氨酸是支链氨基酸（branched chain amino acids，BCAA）的重要组成成分，常被运动健身人群作为增肌减脂的营养补剂[67-68]。亮氨酸能够通过4EBP1和S6K1的mTOR依赖途径激活蛋白质翻译，调节蛋白质的转换，从而刺激肌肉蛋白的合成[69]，而且还能够促进骨骼肌蛋白质合成，减少蛋白质的降解，令由运动激发的过高线粒体脂质过氧化物水平下降。对老年肌少症患者补充亮氨酸结果显示，肌肉蛋白合成有所改善[70]。大多数研究表明，亮氨酸在增加蛋白质合成、维持或增加去体脂重和增加体重方面有益，国际上提出亮氨酸推荐剂量为老年人群每天3 g，相应的研究也证明了其疗效[68, 69, 71]。

已知L-精氨酸是一种具有广泛生理功能的半必需氨基酸。大量研究表明精氨酸在防治肌少症方面存在有益作用。在Yusong Ge等[72]进行的体外实验中发现，精氨酸能够通过GPRC3A激活PI6K/AKT/mTOR信号通路，上调4EBP1的磷酸化水平而影响肌少症发生机制，但并未阐述其对于肌肉蛋白合成的影响。但在另一动物实验中，精氨酸已被证明可增强骨骼肌中的蛋白质的合成[73]。而且补充精氨酸更有利于维持烧伤患者的肌肉质量，改善肌肉功能障碍[74]。Fingar D C 等[75]的研究也表明，补充精氨酸既能增强 C2C12 细胞中蛋白质的合成，也能上调 p70S6K 和 mTOR 磷酸化水平，刺激蛋白质合成。

牛磺酸是广泛存在于哺乳动物组织中的游离氨基酸，特别是在大脑、心脏和骨骼肌等易兴奋的组织中[76]。牛磺酸有许多生理和药理作用，如与机体质膜稳定、渗透调节、神经调节、神经传递、抗疲劳和抗氧化等密切相关[77]。此外，还可通过刺激 mTOR 途径影响老年肌肉中的蛋白质分解代谢[78]，抑制肌肉萎缩，调节肌肉蛋白质周转率来抵抗肌少症[79]。大量研究表明，运动后肌肉中牛磺酸会减少，因此补充牛磺酸可改善运动表现和运动持续时间[80]。在老化的肌肉中，牛磺酸给药能够抵消衰老对骨骼肌再生的影响，减轻低水平的慢性炎症，并降低高水平的氧化应激[81]。另外，牛磺酸运输对骨骼肌功能十分重要，如体外实验表明，牛磺酸减轻了糖皮质激素诱发的肌细胞萎缩[82]，并诱导牛磺酸运输基因表达，有效防止了激素诱发的肌细胞萎缩[83]。

谷氨酸、谷氨酰胺、肌酸和其他多种氨基酸是肌肉蛋白质代谢和血流动力学的重要调节剂[84]。但各种氨基酸是否能够改善老年肌少症患者的肌肉质量和力量还有待明确，需要大量的临床研究进行验证。因此，目前氨基酸作为对肌少症的潜在营养补充剂深受多数研究者的关注[85]。

②微量元素与肌少症。

微量元素与人体的功能以及人类生命健康息息相关，其主要参与机体各种能量物质代谢，是营养补充的关键因素，且肌肉蛋白的合成和代谢以及肌肉功能的发挥都需要微量元素参与。例如钙、钾、钠元素是维持健康肌肉和神经活动所必需的营养物质，而镁元素被认为能够放松肌肉和改善肌肉功能，铁元素浓度较低可能导致不良机能表现[86-87]。硒与肌肉质量、体力表现和肌少症相关，硒缺乏可能导致多种肌肉疾病的发生[88-89]。有学者指出，在各类相关的微量元素中，镁、硒、钙元素用于预防或治疗肌少症是最有希望的[90]。同样当老年人机体内铁和锌缺乏时，身体功能也随之下降。铁和锌有抗氧化应激的作用，而氧化应激可影响骨骼肌的质量和功能。有研究结果显示，氧化应激可导致肌肉萎缩和肌肉强度的降低[91-92]。因此，铁和锌可通过抗氧化应激减少肌少症的发生风险。目前关于微量元素与肌少症之间关系的研究多为观察性研究，其具体潜在机制仍不清楚，未来需更多的干预性研究来进一步阐明。

③维生素与肌少症。

维生素可通过不同机制参与肌少症的预防和治疗。其中，维生素 D 的缺乏会引起骨骼肌形态发生改变，尤其是 II 型肌纤维，导致肌纤维萎缩或者纤维间隙明显增大等退行性病变[93]，如动物实验中发现，缺乏维生素 D 将会导致骨骼肌质量的异常[94]。且对于老年患者，血清中维生素 D 水平缺乏会导致肌肉力量、肌肉功能下降，并伴随着下肢肌肉质量的降低[95]。研究显示，维生素 D 可以增加肌浆网中钙的吸收以及肌肉中蛋白质的合成，并通过调节肌肉自身及周围组织分泌的各类因子影响肌肉的生长[96]。维生素 D 也可与支链氨基酸联合使用，可能有助于治疗肌少症并提高线粒体生物能量和氧化还原活性[97]。

维生素 C 是强有力的水溶性抗氧化剂和多种金属酶的辅因子，广泛存在于新鲜的水果蔬菜中，如柑橘、柠檬、猕猴桃等。骨骼肌是体内维生素 C 的主要存储部位，而维生素 C 在肌肉组织中的积累可以保护代谢活跃的细胞免受氧化应激的伤害[98]。韩国一项针对 65 岁以上老年人的调查研究显示，与达到推荐维生素 C 摄入量的人群相比，未达到推荐摄入量的受试者患肌减少性肥胖症的风险增加 32.6%[99]。

维生素 E 作为一种重要的脂溶性抗氧化物，其主要膳食来源为植物油、油性种子、麦芽等。膳食维生素 E 摄入量影响了骨骼肌的健康情况和肌少症的发病率，与非肌少症人群相比，肌少症患者每天摄入的维生素 E 显著减少。最新的研究也发现，较低水平的血清维生素 E 与较低的手握力相关[100]，中老年男性和女性较高的维生素 E 摄入量有利于肌肉骨骼健康[101]。Bulut 等[102]通过观察记录 403 位患者的行走速度、肌力和肌肉质量，分别对每个患者进行 4 m 行走试验、握力试验和生物阻抗试验，并进行维生素 B_{12} 检测，结果显示肌少症可能与维生素 B_{12} 缺乏症有关。

④ n-3 多不饱和脂肪酸（n-3PUFA）与肌少症。

近些年，源自鱼油的 n-3PUFA 作为一种肌少症研究领域的新兴营养素逐渐成为研究热点[103]。在人类和动物研究中，n-3PUFA 能够抑制肌肉蛋白质降解，增强肌肉蛋白质合成速率以响应合成代谢刺激，抑制全身氧化应激和炎症反应，并改善胰岛素敏感性和脂质分布。尽管 n-3PUFA 能抑制肌肉蛋白质降解，但 n-3PUFA 是否能改善肌肉质量下降的临床研究结果并不明确。多项队列研究发现，老年人 n-3PUFA 的摄入与肌肉质量和力量有显著相关性。Arias-Fernandez 等 [104] 研究发现，老年人摄入较低的 n-3PUFA 与较高的身体机能减退风险相关。Strandberg[105] 等研究发现，阻力训练结合富含 n-3PUFA 的健康饮食会引发肌肉局部抗炎和生长反应，促进老年女性的骨骼肌纤维增大。Ter Borg[106] 等发现，血清中较低水平的二十碳五烯酸与较低的肌肉质量相关。综上，n-3PUFA 被作为一种可能的肌肉营养干预物引发广泛关注，但需要进一步的研究来探索补充 n-3PUFA 对老年肌肉减少的影响，并挖掘其干预机制。

⑤肠道菌群与肌少症。

肠道菌群是指生活在人体肠道内所有微生物的总和，其种类超过 1000 种，遍布于十二指肠、小肠和结肠，它们与宿主和谐共生形成稳态 [107]。肠道菌群还参与微量元素的生成、免疫系统的调节、外源性物质的转化、代谢产物的分解、毒物的解毒以及胆汁酸代谢等过程，是防止病原微生物侵犯机体的屏障 [108]。而 65 岁以后肠道微生物群的多样性下降，优势菌群构成改变，个体间异质性增强，而这些改变可能与饮食结构、居住环境、生活习惯、抗生素的使用、多重用药等相关 [109-110]。Lahiri 等 [111] 的实验研究发现，无肠道菌群的小鼠表现为肌肉萎缩，胰岛素样生长因子 -1、骨骼肌生长和线粒体功能相关基因表达减少。Cani 等 [112] 的动物研究发现，给肥胖小鼠喂养益生元后，循环中的脂多糖及炎症因子减少，肌肉质量增加。在小鼠和人类模型中，肠道通透性降低通常与肌肉质量或力量的改善相吻合。

近年来，微生态制剂，如益生菌、益生元、合生元的作用受到广泛关注，微生态制剂具有免疫强化、改善血脂代谢、减少氧化应激、抗肿瘤等药理营养素作用[113]。而且益生菌、益生元和合生元的使用可以刺激肠道菌群的生长和恢复肠道微生物组的平衡，从而减少肌肉质量损失，最终形成更有益的代谢物谱和更低的肠道通透性[114]。连续补充16周多菌株益生菌，能够使肌少症慢性阻塞性肺疾病患者有较好的肠道通透性、握力、步速和SPPB评分[115]。总之，由于缺乏有针对性的研究以及大量协变量（包括饮食，运动和多种药物）分析，因此对微生物群组成和功能的影响以及微生物群与肌肉健康之间的因果关系仍不确定[116]。此外，由于人体研究的稀缺性和准确测量的困难，所以尚未获得优化肌肉质量和功能的特定菌株。因此，未来的研究应侧重于不同细菌属和菌株对肌少症微生物组平衡、代谢物谱、肠道功能和肌肉质量的影响。

总之，从肌肉减少症概念的提出开始，国际上对此综合征的研究已有二十多年，在定义、发病机制、诊断和营养干预措施方面都有一定的积累，但还是存在许多空白需要相关学科专业重视。一是发病机制的研究仍应需进一步深入，可通过基因组学、蛋白组学、代谢组学等多组学的研究及大数据分析，探索新型特异性指标并挖掘其发病机制。二是营养干预手段应进一步完善，营养干预是应对肌少症的重要手段，其相关研究将是今后预防和治疗肌少症的重要方向，后续仍需拓展并完善单一营养素或复合营养素对老年肌少症发病机制及防治作用的研究。三是针对肌少症的多元化营养健康食品产业需要大力发展，开发出适合肌少症人群专用的特殊医学用途配方食品、营养强化食品或功能性食品等多元化产品，大力促进我国营养健康产业发展，助力国民健康。

参考文献

[1]Rosenberg IH. Sarcopenia: origins and clinical relevance [J]. Journal of Nutrition. 1997 May;127(5 Suppl): 990S-991S.

[2]Nations Uations. World population prospects: 2019 [Z/OL]. http://population.un.org/wpp/.

[3]Cho MR, Lee S, Song SK. A Review of Sarcopenia Pathophysiology, Diagnosis, Treatment and Future Direction [J]. Journal of Korean Medical Science. 2022 May 9; 37(18): e146.

[4]Morley JE,von HS,Anker SD,et al. From sarcopenia to frailty:a road less traveled [J]. Journal of Cachexia Sarcopenia and Muscle, 2014, 5(1): 5-8.

[5]Cho MR, Lee S, Song SK. A Review of Sarcopenia Pathophysiology, Diagnosis, Treatment and Future Direction [J]. Journal of Korean Medical Science. 2022 May 9; 37(18): e146.

[6]Cruz-Jentoft AJ, Baeyens JP, Bauer JM,et al. Sarcopenia: European consensus on definition and diagnosis: Report of the European Working Group on Sarcopenia in Older People [J]. Age Ageing. 2010 Jul; 39(4): 412-23.

[7] 晏乘曦，唐光才，程晓光. 肌少症的定量测量现状及研究进展 [J]. 中国骨质疏松杂志，2018，24(06): 814-819.

[8]Oba H, Matsui Y, Arai H, et al. Evaluation of muscle quality and quantity for the assessment of sarcopenia using mid-thigh computed tomography: a cohort study[J]. BMC Geriatr, 2021, 21(1): 239.

[9] 蒋敏慧，熊浩，黄满华. 影像学技术在骨质疏松症中的应用 [J]. 临床医学研究与实践，2021，6(31)：193-195.

[10] 中华医学会骨质疏松和骨矿盐疾病分会. 肌少症共识 [J]. 中华骨质疏松和骨矿盐疾病杂志，20169，(3)：215-227.

[11] Cruz-Jentoft AJ, Bahat G, Bauer J, et al. Sarcopenia: Revised European consensus on definition and diagnosis[J]. Age Ageing, 2019, 48(1): 16-31.

[12]Chen LK, Woo J, Assantachai P, et al. Asian Working Group for Sarcopenia: 2019 Consensus Update on Sarcopenia Diagnosis and Treatment[J]. Journal of the American Medical Directors Association, 2020, 21(3): 300-307.

[13] 崔华，王朝晖，吴剑卿等. 老年人肌少症防控干预中国专家共识 (2023)[J]. 中华老年医学杂志，2023，42(02): 144-153.

[14] 邢庆娜，赵鑫，陆林等. MRI 功能成像对原发性输卵管癌的诊断价值 [J]. 中华实用诊断与治疗杂志，2021，35(11): 1111-1114.

[15]Van Den Bergh J P, Szulc P, Cheung A M, et al.The clinical application of high-resolution peripheral computed tomography (HR-pQCT) in adults:state of the art and future directions [J]. Osteoporosis International, 2021, 32(8): 1465-1485.

[16]Cheng KY, Chow SK, Hung VW, et al. Diagnosis of sarcopenia by

evaluating skeletal muscle mass by adjusted bioimpedance analysis validated with dual-energy X-ray absorptiometry[J]. Journal of Cachexia Sarcopenia and Muscle. 2021 Dec; 12(6): 2163-2173.

[17] 任燕,陈善萍,周莉华等.最有前途的肌少症生化检查方法: D-3-肌酸稀释法 [J]. 中华老年多器官疾病杂志, 2021, 20(05): 388-392.

[18]Clark RV, Walker AC, Miller RR, et al. Creatine (methyl-d3) dilution in urine for estimation of total body skeletal muscle mass: accuracy and variability vs. MRI and DXA [J]. Journal of Applied Physiology (1985). 2018 Jan 1; 124(1): 1-9.

[19]Borba V Z C, Costa T L, MOREIRA C A, et al. Mechanisms of endocrine disease: sarcopenia in endocrine and non-endocrine disorders[J]. European Journal of Endocrinology, 2019, 180(5): R185-R199.

[20]Cawthon PM, Orwoll ES, Peters KE, et al. Strong Relation Between Muscle Mass Determined by D3-creatine Dilution, Physical Performance, and Incidence of Falls and Mobility Limitations in a Prospective Cohort of Older Men[J]. Journals Of Gerontology Series A-biological Sciences And Medical Sciences. 2019 May 16; 74(6): 844-852.

[21]Yuan S, Larsson SC. Epidemiology of sarcopenia: Prevalence, risk factors, and consequences [J]. Metabolism. 2023 Jul; 144: 155533.

[22]Cruz-jentoft A J, Baeyens J P,Bauer J M, et al. Sarcopenia:European consensus on definition and diagnosis:report of the European

Working Group on Sarcopenia in Older People[J]. Age Ageing, 2010, 39(4): 412-423.

[23] 陈锦成，朱国涛，刘洪文，等. "肌少－骨质疏松症" 的共同发病机制 [J]. 中华骨质疏松和骨矿盐疾病杂志，2020，13(1): 95-102.

[24] 中华医学会骨质疏松和骨矿盐疾病分会. 肌少症共识 [J]. 中华骨质疏松和骨矿盐疾病杂志，2016，9(3): 215-227.

[25] Yang J, Jiang F, Yang M, et al. Sarcopenia and nervous system disorders[J]. Journal of neurology. 2022 Nov; 269(11): 5787-5797.

[26] Cheng KY, Bao Z, Long Y, et al. Sarcopenia and Ageing[J]. Subcell Biochem. 2023; 103: 95-120.

[27] Sonjak V, Jacob K J, Spendiff S, et al. Reduced mitochondrial content, elevated reactive oxygen species, and modulation by denervation in skeletal muscle of prefrail or frail elderly women[J]. The Journals of Gerontology: Series A, 2019, 74(12): 1887-1895.

[28] Jia Yuyin, Qian Zhiyuan, CHEN Yuqi, et al. MicroRNA regulatory networks in the pathogenesis of sarcopenia[J]. Journal of Cellular and Molecular Medicine, 2020, 24(9): 4900-4912.

[29] Lars L, Degens H, Li M, et al. Sarcopenia: Aging-related loss of muscle mass and function[J]. Physiological Reviews, 2019, 99(1): 427-511.

[30] Damluji AA, Alfaraidhy M, AlHajri N, et al. Sarcopenia and Cardiovascular Diseases[J]. Circulation. 2023 May 16; 147(20): 1534-1553.

[31]Hiroki N, Shinya F, Akir A A, et al. Pathophysiology and mechanisms of primary sarcopenia (Review)[J]. International Journal of Molecular Medicine. Med, 2021, 48(2): 1-8.

[32]Hansen M. Female hormones: Do they influence muscle and tendon protein metabolism?[J]. Proceedings of the Nutrition Society, 2017, 77(1): 32-41.

[33]Brioche T, Kireev R A, Cuesta S, et al. Growth hormone replacement therapy prevents sarcopenia by a dual mechanism: improvement of protein balance and of antioxidant defenses[J]. The Journals of Gerontology. Series A, Biological Sciences and Medical Sciences, 2014, 69(10): 1186-1198.

[34]Ailin B, Ma Yue, Zhou Xinzi, et al. Association between sarcopenia and levels of growth hormone and insulin-like growth factor-1 in the elderly[J]. BMC Musculoskeletal Disorders, 2020, 21(1):1-9.

[35]Sanz-Cánovas J, López-Sampalo A, Cobos-Palacios L, et al. Management of Type 2 Diabetes Mellitus in Elderly Patients with Frailty and/or Sarcopenia[J]. International Journal of Environmental Research and Public Health. 2022 Jul 16; 19(14): 8677.

[36]Kim T N, Park M S, Lim K I, et al. Relationships between sarcopenic obesity and insulin resistance, inflammation, and vitamin D status: The Korean sarcopenic obesity study[J]. Clinical Endocrinology, 2013, 78(4): 525-532.

[37]Jimenez-Gutierrez GE, Martínez-Gómez LE, Martínez-Armenta C, et al. Molecular Mechanisms of Inflammation in Sarcopenia:

Diagnosis and Therapeutic Update[J]. Cells. 2022 Aug 1; 11(15): 2359.

[38]Diao H, Yan F, He Q, et al. Association between Dietary Inflammatory Index and Sarcopenia: A Meta-Analysis[J]. Nutrients. 2023 Jan 1;15(1):219.

[39]Tuttle CSL, Thang LAN, Maier AB. Markers of inflammation and their association with muscle strength and mass: A systematic review and meta-analysis[J]. Ageing research reviews. 2020 Dec; 64: 101185.

[40] Masayukik, Harada M, Noyama S, et al. Association between inflammation and skeletal muscle proteolysis, skeletal mass and strength in elderly heart failure patients and their prognostic implications[J]. BMC Cardiovascular Disorders, 2020, 20(1): 1−9.

[41]Ferri E, Emanuele M, Riccardo C et al. Role of age-related mitochondrial dysfunction in sarcopenia[J]. International Journal of Molecular Sciences, 2020, 21(15):5236.

[42]Philippe J, Leduc G, Hussain S N A, et al. Mitochondrial dynamics and mitophagy in skeletal muscle health and aging[J]. International Journal of Molecular Sciences, 2021, 22(15): 8179.

[43]Shiota A, Nakayama N, Saito Y, et al. Prevalence and Associated Factors of Malnutrition and Sarcopenia in a Daycare Facility: A Cross-Sectional Study[J]. Healthcare (Basel). 2020 Dec 18; 8(4): 576.

[44]Shan Hai, Cao Li, Wang Hui, et al. Association between sarcopenia

and nutritional status and physical activity among community-dwelling Chinese adults aged 60 years and older.[J]. Geriatrics &Gerontology International, 2017, 17(11): 1959−1966.

[45]Shadmand Foumani Moghadam MR, Shahraki Jazinaki M, Rashidipour M, Rezvani R, et al. Mini Nutrition Assessment-Short Form score is associated with sarcopenia even among nourished people−A result of a feasibility study of a registry[J]. Aging medicine (Milton (N.S.W)). 2023 Jun 22; 6(3): 264−271.

[46]Rong Shuang, Wang Liangliang, PENG Zhao, et al. The mechanisms and treatments for sarcopenia: Could exosomes be a perspective research strategy in the future?[J]. Journal of Cachexia, Sarcopenia and Muscle, 2020, 11(2): 348−365.

[47]Chen S, Villalta SA, Agrawal DK. FOXO1 Mediates Vitamin D Deficiency−Induced Insulin Resistance in Skeletal Muscle. Journal of Bone and Mineral Research. 2016 Mar;31(3):585−95.

[48]Robinson M S, Reginster J Y, Rizzoli R, et al. Does nutrition play a role in the prevention and management of sarcopenia?[J]. Clinical Nutrition, 2018, 37(4):1121−1132.

[49]Ganapathy A, Nieves JW. Nutrition and Sarcopenia−What Do We Know[J]? Nutrients. 2020 Jun 11; 12(6): 1755.

[50]Calvani R, Picca A, Coelho-Júnior HJ, Tosato M, Marzetti E, Landi F. Diet for the prevention and management of sarcopenia[J]. Metabolism. 2023 Sep; 146: 155637.

[51]Groen BB, Horstman AM, Hamer HM, et al. Post−Prandial Protein

Handling: You Are What You Just Ate[J]. PLoS One. 2015 Nov 10; 10(11): e0141582.

[52]Trommelen J, Holwerda AM, Pinckaers PJM, et al. Comprehensive assessment of post-prandial protein handling by the application of intrinsically labelled protein in vivo in human subjects[J]. Proceedings of the Nutrition Society. 2021 May; 80(2):221-229.

[53] 杨贤. 基于蛋白组学探究 n-3 PUFA 和小麦低聚肽及其联合干预对老年肌肉衰减的影响及其机制研究 [D]. 东南大学, 2023.

[54] 路明月, 曹维, 邱俊强. 预防老年人肌肉衰老的运动营养策略 [J]. 中国慢性病预防与控制, 2023, 31(03): 223-227.

[55]Nowson C, O'Connell S. 老年人蛋白质需要量和推荐量 [C]// 中国疾病预防控制中心达能营养中心. 营养健康新观察（第四十八期）: 新版中国 DRIs 要览. [出版者不详], 2018:2.

[56]Brack AS, Muñoz-Cánoves P. The ins and outs of muscle stem cell aging[J]. Skelet Muscle. 2016 Jan 18; 6:1.

[57]Cochet C, Belloni G, Buondonno I, et al. The Role of Nutrition in the Treatment of Sarcopenia in Old Patients: From Restoration of Mitochondrial Activity to Improvement of Muscle Performance, a Systematic Review[J]. Nutrients. 2023 Aug 24; 15(17): 3703.

[58]Nishimura Y, Højfeldt G, Breen L, Tetens I, Holm L. Dietary protein requirements and recommendations for healthy older adults: a critical narrative review of the scientific evidence[J]. Nutrition Research Reviews. 2023 Jun; 36(1): 69-85.

[59] 杨贤. 基于蛋白组学探究 n-3 PUFA 和小麦低聚肽及其联合干

预对老年肌肉衰减的影响及其机制研究 [D]. 东南大学，2023.

[60]Houston DK, Nicklas BJ, Ding J, et al. Dietary protein intake is associated with lean mass change in older, community-dwelling adults: the Health, Aging, and Body Composition (Health ABC) Study[J]. American Journal of Clinical Nutrition. 2008 Jan; 87(1):150-5.

[61]Beasley J M, Wertheim B C, Lacroix A Z, et al. Biomarker-calibrated protein intake and physical function in the Women's Health Initiative[J]. Journal of the American Geriatrics Society, 2013, 61(11): 1863-71.

[62]Mclean R R, Mangano K M, Hannan M T, et al. Dietary Protein Intake Is Protective Against Loss of Grip Strength Among Older Adults in the Framingham Offspring Cohort[J]. Journals of Gerontology Series aBiological Sciences and Medical Sciences, 2016, 71(3): 356-361.

[63]Højfeldt G, Nishimura Y, Mertz K, et al. Daily Protein and Energy Intake Are Not Associated with Muscle Mass and Physical Function in Healthy Older Individuals-A Cross-Sectional Study[J]. Nutrients. 2020 Sep 12;12(9):2794.

[64]Scott D, Blizzard L, Fell J, et al. Associations Between Dietary Nutrient Intake and Muscle Mass and Strength in Community-Dwelling Older Adults: The Tasmanian Older Adult Cohort Study[J]. Journal of the American Geriatrics Society, 2010, 58(11): 2129-2134.

[65]Hickson M. Nutritional interventions in sarcopenia: a critical review[J]. Proceedings of the Nutrition Society, 2015, 74(4): 378－386.

[66]Woo J. Nutritional interventions in sarcopenia: where do we stand?[J]. Current Opinion in Clinical Nutrition and Metabolic Care, 2018, 21(1): 19－23.

[67] 何玉敏，刘军．足球运动员运动表现提升的营养支持策略研究进展 [J]. 体育科技文献通报，2021，29（2）：32－36.

[68]Cereda, E., Pisati, R., Rondanelli, M., et al. Whey Protein, Leucine- and Vitamin－D－Enriched Oral Nutritional Supplementation for the Treatment of Sarcopenia[J]. Nutrients 2022, 14, 1524.

[69]Rondanelli M, Nichetti M, Peroni G, et al. Where to Find Leucine in Food and How to Feed Elderly With Sarcopenia in Order to Counteract Loss of Muscle Mass: Practical Advice[J]. Frontiers in Nutrition. 2021 Jan 26; 7: 622391.

[70]Martínez－Arnau FM, Fonfría-Vivas R, Buigues C, et al. Effects of Leucine Administration in Sarcopenia: A Randomized and Placebo-controlled Clinical Trial[J]. Nutrients. 2020 Mar 27; 12(4): 932.

[71]Amasene M, Cadenas-Sanchez C, Echeverria I, et al. Effects of Resistance Training Intervention along with Leucine-Enriched Whey Protein Supplementation on Sarcopenia and Frailty in Post-Hospitalized Older Adults: Preliminary Findings of a Randomized Controlled Trial[J]. Journal of Clinical Medicine. 2021 Dec 24; 11(1): 97.

[72]Kreider RB, Kalman DS, Antonio J, et al. International Society of Sports Nutrition position stand: safety and efficacy of creatine supplementation in exercise, sport, and medicine[J]. Journal of the International Society of Sports Nutrition. 2017 Jun 13; 14: 18.

[73]Tokarz J, Möller G, Artati A, et al. Common Muscle Metabolic Signatures Highlight Arginine and Lysine Metabolism as Potential Therapeutic Targets to Combat Unhealthy Aging[J]. International Journal of Molecular Sciences. 2021 Jul 26; 22(15): 7958.

[74]Ge Y, Li F, He Y, et al. L-arginine stimulates the proliferation of mouse mammary epithelial cells and the development of mammary gland in pubertal mice by activating the GPRC6A/PI3K/AKT/mTOR signalling pathway [J]. Journal of animal physiology and animal nutrition, 2022, 106(6): 1383-95.

[75]Fingar D C, Richardson C J, Tee A R, et al. mTOR controls cell cycle progression through its cell growth effectors S6K1 and 4E-BP1/eukaryotic translation initiation factor 4E[J]. Molecular and cellular biology, 2004, 24(1): 200-16.

[76]Scicchitano B, Sica GJCP, Science P.The beneficial effects of taurine to counteract sarcopenia[J]. Current Protein and Peptide Science, 2018; 19: 673-80.

[77] 杜娟，杨玲，黄乙欢等. 肌肉减少症治疗研究进展 [J]. 中国老年学杂志，2022，42(02): 506-511.

[78] Li Y, Hu Z, Chen B, et al. Taurine attenuates methamphetamine-induced autophagy and apoptosis in PC12 cells through mTOR

signaling pathway[J]. Toxicology Letters. 2012 Nov 23; 215(1): 1−7.

[79]Doss HM, Kim JY, Kim KS. Taurine Supplementation Inhibits the Expression of Atrogin−1 and MURF−1, Protein Degradation Marker Genes, in Skeletal Muscle of C26-Induced Cachexia Mouse Model[J]. Experimental Biology and Medicine. 2022; 1370: 129−136.

[80]Huxtable R, Bressler R. Effect of taurine on a muscle intracellular membrane[J]. Biochim Biophys Acta. 1973 Nov 16; 323(4): 573−83.

[81]Goodman CA, Horvath D, Stathis C, et al. Taurine supplementation increases skeletal muscle force production and protects muscle function during and after high-frequency in vitro stimulation.[J] Journal of Applied Physiology (1985). 2009 Jul; 107(1): 144−54.

[82]Barbiera A, Sorrentino S, Fard D, et al. Taurine Administration Counteracts Aging-Associated Impingement of Skeletal Muscle Regeneration by Reducing Inflammation and Oxidative Stress[J]. Antioxidants (Basel). 2022 May 21; 11(5): 1016.

[83]UOZUMI Y, ITO T, TAKAHASHI K, et al. Myogenic induction of taurine transporter prevents dexamethasoneinduced muscle atrophy[J]. Advances in Experimental Medicine and Biology, 2006, 583: 265−270.

[84]Casciola R, Leoni L, Cuffari B, et al. Creatine Supplementation to Improve Sarcopenia in Chronic Liver Disease: Facts and

Perspectives[J]. Nutrients. 2023 Feb 8; 15(4): 863.

[85]Uozumi Y, Ito T, Hoshhino Y, et al. Myogenic differentiation induces taurine transporter in association with taurine-mediated cytoprotection in skeletal muscles[J]. Biochemical Journal, 2006, 394 (Pt 3) : 699-706.

[86]Borba VZC, Costa TL, Moreira CA, et al. MECHANISMS OF ENDOCRINE DISEASE: Sarcopenia in endocrine and non-endocrine disorders[J]. European Journal of Endocrinology. 2019 May 1; 180(5): R185-R199.

[87]Borg ST, Lisette CG, Mijnarends DM, et al.Differences in nutrient intake and biochemical nutrient status between sarcopenic and nonsarcopenic older adults-results fromthe maastricht sarcopenia study[J]. Journal of the American Medical Directors Association, 2016, 17(5): 393-401.

[88] 顾欣悦，王世敏，潘斌冰等 . 抗阻运动和镁元素防治肌少症的研究进展 [J]. 中华老年病研究电子杂志，2021，8(02): 45-49.

[89]Verlaan S, Aspray TJ, Bauer JM, et al. Nutritional status,body composition,and quality of life in community-dwelling sarcopenic and non-sarcopenic older adults: A case-control study[J]. Clinical Nutrition, 2017, 36(1): 267-274.

[90]van Dronkelaar C, Fultinga M, Hummel M, et al. Minerals and Sarcopenia in Older Adults: An Updated Systematic Review[J]. Journal of the American Medical Directors Association. 2023 Aug; 24(8): 1163-1172.

[91]Dronkelaar CV, Velzen AV, Abdelrazek M, et al. Minerals and sarcopenia: The role of calcium, iron, magnesium, phosphorus, potassium, selenium, sodium, and zinc on muscle mass, muscle strength, and physical performance in older adults:a systematic review[J]. Journal of the American Medical Directors Association, 2018, 19(1): 6−11.

[92]Galaris D, Pantopoulos K. Oxidative stress and iron homeostasis: mechanistic and health aspects[J]. Critical Reviews In Clinical Laboratory Sciences, 2008, 45(1): 1−23.

[93]Jiang Y, Wenhua X, Tianli R.The effect and effect of vitamin D on sarcopenia[J]. Chinese Journal of Osteoporosis, 2018, 24(9): 1246−1249.

[94]Yoshikawa S,Nakamura T, Tanabe H, et al. Osteomalacic myopathy[J]. Endocrinologia Japonica, 1979, 26(Supplement): 65−72.

[95]Kim BJ, Kwak MK, Lee SH, et al. Lack of association between vitamin D and hand gripstrength in Asians:a nationwide population-based study[J]. Calcified Tissue International, 2019, 104(2): 152−159.

[96]Rando TA. Oxidative stress and the pathogenesis of muscular dystrophies[J]. American Journal of Physical Medicine and Rehabilitation, 2002, 81(11Suppl): S175−S186.

[97]Cochet C, Belloni G, Buondonno I, et al. The Role of Nutrition in the Treatment of Sarcopenia in Old Patients: From Restoration of Mitochondrial Activity to Improvement of Muscle Performance, a

Systematic Review[J]. Nutrients. 2023 Aug 24; 15(17): 3703.

[98]Zhijing M, Shuangling X, Li W, et al. Study on the correlation between vitamin D and gripstrength and muscle mass in elderly diabetic patients[J]. Chinese Medical Journal, 2020, 36(2): 154−157.

[99] 王奕杰，张圣群，黄添隆. 天然抗氧化物在肌少症疾病中应用的研究现状 [J]. 中国临床药理学杂志，2023，39(10): 1505−1510.

[100]Son J, Yu Q, Seo JS. Sarcopenic obesity can be negatively associated with active physical activity and adequate intake of some nutrients in Korean elderly: Findings from the Korea National Health and Nutrition Examination Survey (2008-2011)[J]. Nutrition Research and Practice. 2019 Feb; 13(1): 47−57.

[101]Kim Y, Shin S, Hong N, et al. Low Serum Vitamin E Level Associated with Low Hand Grip Strength in Community−Dwelling Adults: Korean National Health and Nutrition Examination Survey (KNHANES VII) 2016−2018[J]. Nutrients. 2021 May 11; 13(5): 1598.

[102]Mulligan AA, Hayhoe RPG, Luben RN, et al. Positive Associations of Dietary Intake and Plasma Concentrations of Vitamin E with Skeletal Muscle Mass, Heel Bone Ultrasound Attenuation and Fracture Risk in the EPIC-Norfolk Cohort.[J] Antioxidants (Basel). 2021 Jan 22; 10(2): 159.

[103]Therdyothin A, Phiphopthatsanee N, Isanejad M. The Effect of Omega−3 Fatty Acids on Sarcopenia: Mechanism of Action and

Potential Efficacy[J]. Marine Drugs. 2023 Jul 13; 21(7): 399.

[104]Arias-Fernandez L, Struijk E A, Rodriguez-Artalejo F, et al. Habitual dietary fat intake and risk of muscle weakness and lower-extremity functional impairment in older adults: a prospective cohort study[J]. Clinical Nutrition, 2020, 39(12): 3663-3670.

[105]Strandberg E, Ponsot E, Piehl-Aulin K, et al. Resistance training alone or combined with n-3 PUFA-rich diet in older women: effects on muscle fiber hypertrophy[J]. Journals of Gerontology Series a-Biological Sciences and Medical Sciences, 2019, 74(4): 489-493.

[106]Ter Borg S, Luiking Y C, Van Helvoort A, et al. Low levels of branched chain amino acids, eicosapentaenoic acid and micronutrients are associated with low muscle mass, strength and function in community-dwelling older adults[J]. Journal of Nutrition Health & Aging, 2019, 23(1): 27-34.

[107] 杨启航，蒲锐，陈子扬等. 肠道菌群与骨质疏松及运动干预 [J]. 中国组织工程研究，2023，28(26): 4250-4256.

[108] 陈哲，缪琴，金岚等. 肠道微生物群改变在老年肌少症发病中的作用 [J]. 中国慢性病预防与控制，2022，30(01): 66-69.

[109]Thevaranjan N, Puchta A, Schulz C, et al. Age-associated microbial dysbiosis promotes intestinal permeability,systemic inflammation,and macrophage dysfunction[J]. Cell Host Microbe, 2017, 21(4): 455-466.

[110]Odamaki T, Kato K, Sugahara H, et al. Age-related changes in gut microbiota composition from newborn to centenarian:a crosssectional study[J]. BMC Microbiol, 2016, 16: 90.

[111] Lahiri S, Kim H, Garcia-Perez I, et al. The gut microbiota influences skeletal muscle mass and function in mice[J]. Science Translational Medicine, 2019, 11(502): eaan5662.

[112]Cani PD, Possemiers S, Van de Wiele T, et al. Changes in gut microbiota control inflammation in obese mice through a mechanism involving GLP-2-driven improvement of gut permeability[J]. Gut, 2009, 58(8): 1091-1103.

[113] Pathak M. Diabetes mellitus type 2 and functional foods of plant origin[J]. Recent Pat Biotechnol. 2014;8(2):160-4.

[114]Liu S, Zhang L, Li S. Advances in nutritional supplementation for sarcopenia management[J]. Frontiers in Nutrition. 2023 Jul 10; 10: 1189522.

[115]Karim A, Muhammad T, Shahid Iqbal M, et al. A multistrain probiotic improves handgrip strength and functional capacity in patients with COPD: A randomized controlled trial[J]. Archives of Gerontology and Geriatrics. 2022 Sep-Oct;102:104721.

[116]Prokopidis K, Giannos P, Kirwan R, et al. Impact of probiotics on muscle mass, muscle strength and lean mass: a systematic review and meta-analysis of randomized controlled trials[J]. Journal of Cachexia, Sarcopenia and Muscle. 2023 Feb; 14(1): 30-44.

[117]Ticinesi A, Nouvenne A, Cerundolo N, et al. Gut Microbiota, Muscle Mass and Function in Aging: A Focus on Physical Frailty and Sarcopenia[J]. Nutrients. 2019 Jul 17; 11(7): 1633.

后　记

　　本书插画师张建业才华横溢，他的作品风格独特，深受学生和读者的喜爱。然而，张老师一直有一件烦心事，他被诊断患有糖尿病已经 5 年了，通过规律服用降糖药，严格控制饮食和运动管理后，病情控制尚可。2023 年初，张老师感染新型冠状病毒后糖尿病再次加重，体重逐渐下降，肌肉力量也逐渐减弱，常常感到乏力，严重影响了他的日常生活和工作。张老师到医院检查后发现患有糖尿病导致的肌少症。为了治疗肌少症，张老师开始四处寻求医治方法。

　　机缘巧合下，张老师接触到了正在创作的《营养门诊那些事——老年肌少症营养预防与治疗》。这本书详细介绍了肌少症的成因、症状以及治疗方法，其中也包括了一些自我管理和锻炼的方法。于是作者邀请张老师为该书绘制插画，主要是将书中人物的形象进行创造，将内容小贴士通过图片表达。

　　张老师对这本书产生了浓厚的兴趣，他决定为这本书绘制插画。同时，因为该书是医学科普书籍，为了避免内容过于专业影响读者的理解，作者通过讲故事的方式进行表达。在绘制插画的过程中，张老师认真地阅读了每一章的内容，反复揣摩用什么样的形式把文章的内容生动形象地表达出来，甚至有时候一张插画需要和作者讨论十几次才能定稿。在这个过程中，张老师作为一个医学门外汉，不知不觉中慢慢理解了书中的内容，与作者的沟通也越来越顺畅起来，后期基本能根据作者意图一次性地创作出插画，并能达到作者的要求。历时半年的创作时间，张老师反复阅读书籍，从不理解到理解，从理解到接受，从接受到实践。

在创作过程中，张老师深入学习了肌少症的相关知识，他开始尝试书中所介绍的锻炼方法，并在日常生活中注重饮食调整和规律运动。不知不觉中这本书的初稿基本完结。出人意料的是，在进行插画创作和自我管理的过程中，张老师的肌少症症状逐渐得到了改善，他的肌肉力量开始恢复，生活质量也得到了提高。并且，张老师惊奇地发现他现在已经可以保持合适的体重，糖尿病的药物也逐渐地减量。最近有两个星期张老师都不再使用降糖药，血糖仍能保持一个相对平稳的状态。最近一次体检，张老师进行了人体成分检测和血糖检测，各项指标也越来越趋于正常。

通过这次奇妙的经历，张老师意识到，医学科普书籍不仅可以传递知识，也可以为治疗疾病提供助力。张老师觉得他本人已经成为本书的第一个受益人。

编者深信，只要坚持不懈地努力，每个人都能战胜疾病，从而改善我们的健康水平，迎接更美好的生活。

编　者